脳の働きをまもる
ウォーキングのすすめ

宮下 充正
日本市民スポーツ連盟名誉会長
日本ウオーキング協会元会長
全日本ノルディック・ウォーク連盟会長

株式会社 杏林書院

はじめに：現代に生きる人間にとって歩くとは？

　発掘された骨の形状からではなく、最近の分子生物学の進歩によってミトコンドリアのDNAの分析が可能となり、その結果から人類の祖先はおよそ20万年前アフリカのサバンナで誕生したホモサピエンスであることは確かなこととされている。

　ホモサピエンスは、"てくてく"歩き、世界各地へ移住、混血を重ね、しだいに定住し、人の遺伝子を受け継いできた。そして、定住した環境に適応し、からだつき、皮膚の色など、それぞれに特徴を有する民族を構成したと、進化適応学を専攻する研究者は推測している。

　人の遺伝子を引き継ぎ、人類は繁栄してきた。この進化、適応の過程で、ホモサピエンスは直立二足歩行によって、知能が発達したという人がいる。しかし確かなことはわからない。個人として見れば、人は誕生したときは歩けない。その後、ほとんどの人は、歩ける能力を身につけ両手が使えるようになると、他の人びとへ貢献できる社会の構成員となってはたらくようになる。そして、子に遺伝子を伝え、歩けなくなって死んでいく。このような個人の一生をみれば、人にとって歩くことは必須な能力であるといえる。

　進化の過程の初期には、人類は150名ほどの集団を構成し生活していたと推察されている。集団は、さまざまな能力を有する人たちで構成され、それぞれの能力を発揮し集団に寄与し、子育て、病人の介護、食料の確保を分担、協力し合って生き延びてきたと推測されている。

　現代は、小集団がいくつもつながって国家を形成し、さらに、200近い国家は、地球規模で連携を取り合っている。このように人の集団が大規模になっても、子育て（学校教育制度の充実）、病人の介護（医療保険制度の整備）、食料の確保（農水産業の振興とその成果物の分配）は、構成する人びとが分担、協力して運営されているのである。

　一方、採集から栽培へ、狩猟から畜産へという食糧獲得の革命的ともいえ

る変化によって、食糧は充足されるようになった。また、用具の改良、動力機関の発明、さらには、ごく最近になって、IT（情報通信技術）やAI（人工知能）の急激な発展がなされた。このような環境の変化は、"人口の増加"、"寿命の延長"といった人類がこれまで経験したことのない状況を生み出している。

現代社会は、人口の増加、特に高齢人口の増加という解決困難な問題に直面している。この困難な社会を乗り越えて人類が生き延びるには、大部分の人が歩ける能力をしっかり身につけ、終生歩ける能力を保持することこそが、必須な条件であると断言したい。そのためには、変化し続ける生活環境の中でのウォーキングの新しいあり方を、明確にして定着させていかなければならない。

ところで、民族や国家間の社会・経済的格差が解消されると予想される未来を考えるとき、ウォーキングは人間一人からではなく地球規模の視点から、大げさにいえば全人類という立場から考えるべきだろう。なぜなら、開発途上国では人口の爆発的増加がみられ、先進国では若い人に比べ高齢者人口の比率が高まっていて、両者の増加は、食糧不足をまねき、後者の増加は社会保障・医療の負担増をもたらしているからである。

加えて、情報通信技術や人工知能の急速な発展によって複雑化したネット社会へ適応できずに、

・成長期の子どもに見られる"自殺"、"登校拒否"など、
・働き方改革が進行中の成人が発症しやすい"引きこもり"、"うつ病"など、
・高齢者が陥る"認知能力の低下"、"認知症"など、

それぞれ"脳のはたらき"に大きな影響を与えている。

「われわれは世界を変える：持続可能な開発のための課題2030」は、2015年9月の国連総会において全会一致で採択された決議である。先進国、開発途上国を問わず、世界共通の課題に挑戦する目標として、17の項目が掲げられ、2030年までに実現しようというものである。17の目標すべてが地球規模で同時に解決されるものではなく、それぞれの分野や地域の人たちが、

いくつかの目標達成のために可能な限り努力しようというのが主旨だろう。

　言い換えれば、望ましい目標を総花的に机上に並べたのではなく、多様な人たちが、解決すべき課題にそれぞれ取り組み、世界を変えていこうという主旨である。17の目標の内からウォーキングに関連するのは、目標3の"すべての人に健康と福祉を"である。

　わが国における現在のウォーキング実践は、多様化しており、それぞれ改善されるべき課題がある。それらすべてを全国的に一斉に解決することは、到底できそうもない。対応すべきは、それぞれの人が、直面する課題をよく理解し努力して取り組むことである。

　ウォーキングと健康に関しては、運動不足がもたらす高血圧、脳梗塞、心筋梗塞などの心血管系疾患、糖尿病、肥満症などの代謝性疾患、ある種のがんについては、ウォーキングの効用は明らかにされ、すでに実践がすすめられている段階である。

　本書では、"脳のはたらき"に焦点をしぼって、中高年齢者を中心にウォーキングの実践の必要性を解説する。

　2018年9月15日

宮下　充正

目 次

はじめに……………………………………………………………… i

1 歩ければ楽しく余生が送れる ……………………………… 1

1. とにかくからだを動かす……………………………………… 1
2. エクササイズとしてのウォーキング………………………… 2
3. まずは、ストレッチングから………………………………… 3
4. 歩幅を広げて歩く……………………………………………… 5
5. つま先でけって、かかとから着地…………………………… 6
6. 時速 6 km が目標……………………………………………… 7
7. 何時ごろ歩くのがよいのか…………………………………… 8
8. 自分の身は自分で守る………………………………………… 9
   - コラム だれでも動きたくなる、でも疲れるのは嫌い ……………… 11
9. 階段や坂を上り下りする歩き方……………………………… 12
10. シューズ選びの重要性………………………………………… 14
    - コラム シューズの選び方 ……………………………………… 14
11. 長距離を歩くときの注意……………………………………… 15
    - コラム ウォーキングで携帯する物と服装…………………… 16
    - コラム 20km を歩いてみた①………………………………… 18
    - コラム 20km を歩いてみた②………………………………… 18

2 なぜ、ウォーキングをすすめるのか？ …………………… 21

1. あっという間に超高齢社会となった日本 ………………………… 21
2. 長生きするようになって、医療費・介護費が増えた …………… 21
   - **コラム** 運動の実践は、当座の健康維持には効果がある ……… 24
3. 運動不足は、医療費の増加をもたらす ……………………………25
4. 周囲の人たちへ迷惑をかけない努力 ………………………………26
   - **コラム** 自分で死を選択できる権利 …………………………… 27
5. からだづくりの歩き方 ……………………………………………… 28
6. たかが"歩く"、されど"歩く" …………………………………… 29

3 転倒、そして、骨折を防ぐ仕組み …………………………… 31

1. 高齢者が歩くときに注意すべき点 ………………………………… 31
2. 視覚による確認 ……………………………………………………… 32
3. 反射的調節 …………………………………………………………… 33
4. しっかり歩くための練習 …………………………………………… 34

4 筋肉を見直す ……………………………………………………… 36

1. 歩く主役の筋肉は、加齢とともに減少する ……………………… 36
2. タンパク質を摂らなければ筋肉は回復しない …………………… 37
   - **コラム** 食品に含まれるタンパク質 …………………………… 39
   - **コラム** 骨格筋が分泌するマイオカイン ……………………… 43
3. 高齢者になっても筋力トレーニングの効果がある ……………… 44
   - **コラム** フレイルという状態 …………………………………… 46
4. 健康寿命から死に至る 10 年間 …………………………………… 48
   - **コラム** マスターズ・スプリンターのテロメアの長さ ……… 49

5 2本のポールを持ってのノルディック・ウォーク……… 51

1. ノルディック・ウォークのはじまり……………………… 51
   コラム ノルディック・ウォーク用ポール ………… 52
2. ノルディック・ウォークの歩き方………………………… 53
3. ノルディック・ウォークの普及…………………………… 55
   コラム 雪上かんじきウォーク ……………………… 57
4. 手を使うので、大脳のはたらきが活性化する…………… 58

6 高齢者が陥る脳の不具合 …………………………… 60

1. "ぼけ"は、薬で封じることはできない ……………… 60
2. ウォーキングをすすめて、徘徊高齢者が増えたのか… 62
3. 運動する人は、脳の萎縮の進行が遅い………………… 63
4. 前頭葉の萎縮と運動習慣………………………………… 64
5. 脳の活動を支える血流…………………………………… 66
6. 運動すると脳の血流量は増える………………………… 67
   コラム 運動実践が認知能力低下の進行を抑えるという研究報告 ……… 69

7 浅いプールの中で歩く：水中ウォーキング ……………… 73

1. 水中ウォーキングのはじまり…………………………… 73
2. 水中ウォーキングの特徴………………………………… 74
3. 水中でのいろいろな歩き方……………………………… 75
4. 水中ウォーキングの運動強度…………………………… 78
5. 水中ウォーキングの減量効果…………………………… 80
6. 水中ウォーキングは、脳の機能の向上をもたらす…… 81
7. 水中運動中の脳血流量の測定…………………………… 82

8. 水中ポール・ウォーキング……………………………………… 83
　　9. 水中ポール・ウォーキングは脳を刺激する…………………… 84
　　　コラム　水中ポール・ウォーキング用ポール………………… 87

8　複雑化した社会に適応できない……………………………… 88

　　1. 脳の健康を良好に保つ…………………………………………… 88
　　2. "うつ症状"は、運動と関係がある …………………………… 89
　　3. "うつ症状"は、運動量が増えれば軽減する ………………… 90

9　ウォーキングは、がんの進行を抑えられるのか？ ……… 93

　　1. "がん"と向き合う ……………………………………………… 93
　　2. 医療費上昇に加担した私………………………………………… 94
　　3. "がん"の手術費用 ……………………………………………… 94

10　多様に実施されているウォーキングと問題点……………… 96

　　1. ウォーキング習慣の習得………………………………………… 96
　　　コラム　子どもへのウォーキング教育の義務化……………… 96
　　2. 楽しみ方からみたウォーキング………………………………… 98
　　　　1) 散歩、トレッキング、クライミング ……………………… 98
　　　　2) スポーツ・クラブでのトレッドミル上での歩行 ………… 98
　　3. 集団を主とするウォーキング…………………………………… 99
　　　　1) ウォーキング大会、テーマ別ウォーキング・リーグ …… 99
　　　　2) ウォーキング・クラブの活動 ……………………………… 99
　　　　3) 国際ウォーキング大会 ……………………………………… 99
　　　コラム　ドイツ・コブレンツ市でのIVV-オリンピアード …… 100

11 魅力あるウォーキング・ルートを設定する ………………… 104

1. 旧街道を歩く……………………………………………… 104
2. 自然を満喫するロング・トレイル………………………… 105
3. 信仰心を呼び覚ます修行の道…………………………… 105
   コラム 里山あるきと修験の道歩き ……………………… 106
4. 神社を詣でる道…………………………………………… 107
5. 海浜の松林をめぐる道…………………………………… 108
6. 温泉地めぐり……………………………………………… 108

文　献………………………………………………………………… 110
おわりに……………………………………………………………… 112

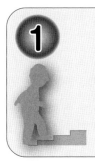
歩ければ楽しく余生が送れる

1．とにかくからだを動かす

　歩いていれば、だれでも健康で長生きできるというわけではない。歩く習慣のある人の方が、元気で長い生涯を終えることができる可能性が高いというにすぎない。

　身体運動の遂行に対して、脳のはたらきはプラスの適応を示す。このような適応が脳血管系に定着するかどうかは、生理・生化学的な基礎研究が必要

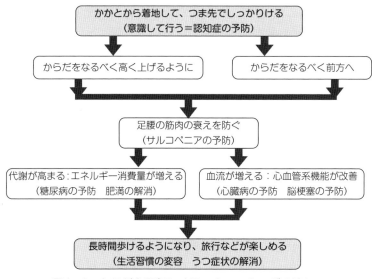

図1-1　からだを元気にする〜ウォーキングの流れ〜

である。しかし、認知症患者が急増しているにもかかわらず、根治できる治療法が確立していない現状では、身体運動は認知症の進行を抑えるというたくさんの調査報告を信じて、"からだを動かしましょう"とすすめたい。だれでも手軽にできる運動、ウォーキングの効用を、図1-1のようにまとめてみた。個々の効用については、後で詳しく解説する。

　運動遂行可能な中高年齢者はやや強い身体運動が、強い運動遂行が困難な中高年齢者は軽い身体運動が適当である。とにかく、「やらないより、やった方がずっといい」と主張したいのである。

2．エクササイズとしてのウォーキング

　"なにか用事があるので歩く"から、"からだを動かすために歩く"をエクササイズ・ウォーキングと呼ぶようになったのは、いつごろかは不明である（図1-2）。

　私がウォーキングに興味を覚え、17世紀から20世紀前半までの世界中で発表された文献をまとめて、"歩行研究の概略"をまとめたのは、1965年のことである。その後、機械化、省力化が発展し運動不足が顕著になった。この運動不足がもたらすさまざまな疾患に対するウォーキングの効用が明らかになってきたのである。

　私が実際に、高齢者にウォーキングを指導したのは、40年前の1978年だった。"かる〜く身体を動かそう"と呼びかける「お年寄りのための健康教室」を東京都文京区で開いた。60歳以上を対象とし、本格的に高齢者を対象とした運動を指導した、日本ではじめての試みだったと思う。

　40年前の60歳は、今の75〜80歳に相当するようで、こんなお年寄りに運動させても大丈夫かと不安を感じたのを覚えている。毎回の健康教室前に血圧や心拍数を測定し、各自の体調を確かめながら、週2日の頻度で3ヵ月間実施し、無事終えることができた。

　その後、雑誌「暮しの手帖」に、中年女性の健康・体力の保持、肥満女性の減量を目的に、3ヵ月間のウォーキングの指導をした結果を連載した。そ

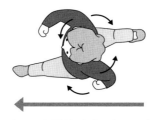

図1-2　エクササイズ・ウォーキング
歩幅を広くとって全身で歩く。

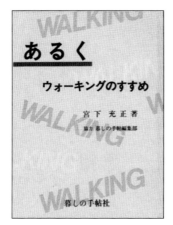

写真1-1　「あるく－ウォーキングのすすめ－」の表紙（宮下、1992）

れらの実践結果をふまえて、科学的視点に基づく「あるく―ウォーキングのすすめ」という本が出版された（写真1-1）。

3．まずは、ストレッチングから

　本格的に歩くので、その前にゆっくり歩いて血液の循環をよくした後、からだのいろいろなところの筋肉をストレッチング（伸ばすこと）する。筋肉は伸ばされることによって目覚める。全身の筋肉が目覚めてくれば、気持ちよく歩けるし、運動中に生じるかもしれない傷害の予防に役立つ（図1-3・4）。

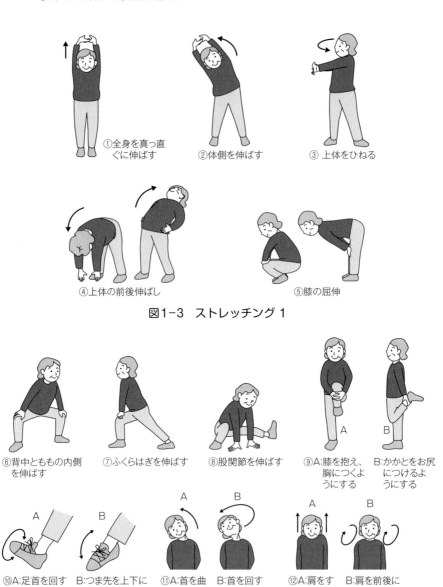

図1-3　ストレッチング1

図1-4　ストレッチング2

4．歩幅を広げて歩く

　歩幅は年とともにしだいに狭くなり、60歳を過ぎるとそれがとりわけ顕著になってくる（図1-5）。そこで、私はことあるごとに、意識して歩幅を広げて歩くことをすすめている。距離のわかった道を普通のスピードで歩いて歩数を数えれば、1歩の歩幅が算出できる。そして、同じ道をやや速く歩けば、歩数が減って歩幅が広がってくる。

　歩幅を広げて歩くと、たくさんの筋肉が強く活動して全身運動になってくる。だから、最初から長時間歩幅を広げて速く歩くと疲れてしまう。1日に10分間からはじめるのがよい。歩幅の目安は身長の45～50％である（注：歩幅とは片方の足のつま先から、他方の足のつま先まで）。

　では、1日に10分間からのウォーキングからはじめて、次はどのくらい歩けばよいだろうか。アメリカ・スポーツ医学会が「効果のある運動」とすすめているのは、1週間に3～5日の頻度で、1回の運動継続時間は20～60分間である。

　ところが、1回10分間ずつ区切って実施しても効果があるという研究報告がなされている。イギリスで45歳前後の女性を対象とした研究では、次のような結果が得られている。1週間に5日の頻度で10週間、1日に連続して30分間ウォーキングしたグループと、1日に10分間ずつ3回に分けてウォーキングをしたグループとを比較したところ、両グループとも同じように持久性が向上し、皮下脂肪が減少した。

　つまり、朝に10分間、昼休みに10分間、夕方か夜に10分間といった具合に、1日に10分間ずつ3回やっても効果があるというのだから、毎日忙しい人たちには朗報である。ただし、それぞれのウォーキング中の心拍数が最高心拍数（220-年齢に相当）の70％を超えるように、やや速いスピードでなければ効果はない。このように10分間ずつ3回やっても効果があるとはいえ、ウォーキングが日常生活の中に定着するようになったら、できれば連続して30～40分間歩くようにした方がよい。

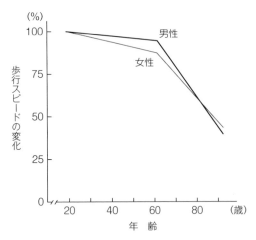

図1-5　年齢と歩幅（Himannら、1988）
普通に歩くときのスピードの加齢に伴う相対変化

5．つま先でけって、かかとから着地

　歩幅を広げて歩くためには、後ろ足のつま先でしっかり地面をけらなければならない。けるためにはややひざを曲げた状態から伸び上がるようにして、前足を踏み出す。はじめのうちは、この動きはちょっと大げさに見えるが、これまでの"くせ"を直すにはやった方がよい。

　踏み出した足のつま先は上を向いて、かかとから着地し、体重が乗り移るにつれて足の裏全体で支えるようにする。そこからひざをやや曲げて次の一歩へと続ける（図1-6・7）。

　このように、歩幅を広げて歩こうとすると、下肢は骨盤から動くようになるから、左右のバランスをとるために、足の動きに合わせて上肢をしっかり振る。その際、手のひらを軽く握って、ひじをやや曲げ、腕を肩から振るとよいだろう。

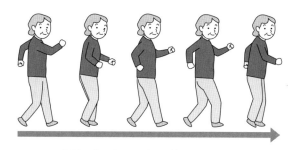

図1-6　ウォーキングフォーム
どうせ歩くなら、颯爽と歩こう。歩幅を広げて、腕を大きく振ってリズミカルに歩けば、心身ともにリフレッシュできる。

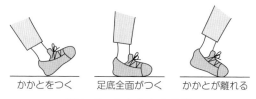

かかとをつく　足底全面がつく　かかとが離れる

図1-7　かかとから着地

6．時速6kmが目標

　私がウォーキング教室などで指導してきた成人の女性たちは、やや弾みをつけて大げさに歩幅を広げて歩くことを続けていくと、しだいに見た目にも無理のない、そして自分に合った歩き方が身についてくる。そして、10週間もすれば、50mを自分のペースで歩くときのスピードが速くなり、歩幅も広がってくる（図1-8）。例えば、中年女性122名の平均でみると、普通に歩くときのスピードは、最初は62m/分だったのが、75m/分へと10m/分以上も速くなっている。そして、歩幅は66cmから71cmへと5cm広がっている。このように、普通に歩いているつもりでも、10週間前に比べれば、無意識のうちに歩幅が広がり、速く歩くようになっている。
　そして、やや速く歩くときのスピードも、90m/分から96m/分へと速くなり、歩幅は74cmから77cmへと広がっている。しかし、できるだけ速

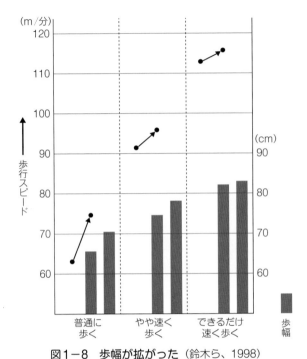

図1-8 歩幅が拡がった（鈴木ら、1998）
10週間続けたら、普通に歩くスピードは10m/分速くなり、歩幅は5cm広がった。成人女性122名の平均。

く歩くときは、もともと限界に近かったからか、はっきりした変化は見られなかった。さらに、ほとんどの人が、時速6kmのスピードで40分間歩き続けられるようになった。

7．何時ごろ歩くのがよいのか

1日のうちで心筋梗塞の発症率がもっとも高いのは朝7時から9時の間という調査結果がある。また、睡眠状態に適応した自律神経系のはたらきは、朝は目覚めた状態への適応が不十分だから歩くのは避けた方がよいという人がいる。

しかし、近所の公園で行われる朝6時30分からのラジオ体操へ、毎日参

加する中高年齢者は全国各地にたくさんいる。こういった人たちは慣れているからだろうか、毎朝、元気に体操を楽しんでいる。

　ウォーキングは習慣的に継続しなければ、なかなか効果がでない。昼間に定期的に歩こうとしても仕事や家事その他で、なかなか思うように時間が取れない人が多いだろう。となると、朝か夜ということになるが、私は、できれば早朝のウォーキングをすすめている。ただし、その場合は睡眠中にからだから失われた水分を十分に補給し、家の中で軽くストレッチングしてから歩きに出かけることを忘れてはならない。

　夜間のウォーキングは足元がよく見えずつまずいて転ぶことがある。また、自転車や自動車などと接触する危険もある。さらに、夜間に速く歩くとからだのいろいろな機能が興奮して、眠りに落ちるまでに時間がかかるので、夜遅くなってからのウォーキングは止めた方がよい。

　昔から「親が死んでも食休み」といわれるが、食事の後はどのくらいの時間を置いたらよいのだろうか。食事の量によるが、お腹いっぱいになるほど食べたら、1時間は動かない方が消化によい。しかし、腹八分といった程度なら、食後30分もすれば歩きはじめてもよいだろう。特に、ウォーキング・イベントで長距離を歩くときは、1回にたくさん食べないで、休憩をとるたびに適量とることをすすめる。

8．自分の身は自分で守る

　どこを歩くにせよ、まず自分の身の安全を守って歩くことが大切である。歩いている人の列に自動車がとび込み、事故を起こす報道をたびたび目にするが、車道はもちろん、車道の脇にある歩道を歩くときでも、前ばかりではなく後ろへも注意を払う（写真1-2）。最近は、自転車と衝突し死亡する事故が増えている。自転車だからといって油断は禁物である（写真1-3）。

　山道やところどころ壊れている舗装道路を歩くときは、着地するところの状態を注意して歩く。ちょっとした段差でも、小石があっても、木の根が張っていたりしていても、足を踏み外し"ねんざ"する。ひどいときは、転んで

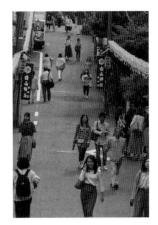

写真1-2　歩道のない道が多い

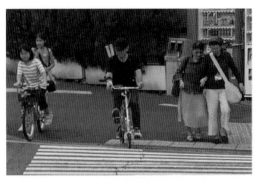

写真1-3　歩くとき自転車にも気をつける

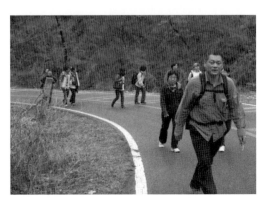

写真1-4　坂を上る
いつでも両手を自由に使えるように、デイパックかショルダーバックに荷物を入れて歩く。

しまう。
　そのようなとき、荷物は肩に背負っていれば両手が自由に使え、転倒しないようにバランスをとることができる（写真1-4）。

♠ コラム：だれでも動きたくなる、でも疲れるのは嫌い

　人はだれでも、睡眠中ときどき寝返りをする。長い時間同じ姿勢で座っていれば立ち上がって、からだを伸ばしたくなる。狭いところに収容されていれば、外へ出て歩きたくなる。しかし、からだを動かす程度は、激しいものではなく、時間も長くはない。というのも、多くの人は"疲れる"という状態を嫌うからである。このことについて、とてもわかりやすい観察結果が報告されている。

　アメリカの研究者たちが、エスカレーターと階段とが並んでいるショッピングモール、鉄道の駅などで、どちらの利用者が多いのか数日間かけて調べた。当然のことだが、エスカレーターを利用する人の方が10人中9人とはるかに多かった（**写真1-5**）。

　イギリスの研究者たちの研究では、市内の地下鉄の駅のエスカレーターと階段が並んでいる場所で、月、水、金の午前中に重い荷物を持った人を除外した22,000名を観察対象とした。最初の1週間観察した後、エレベーターの前に「健康を保つために、階段を利用しましょう」という張り紙をした。

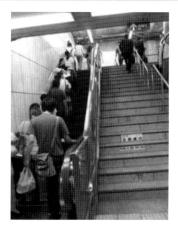

写真1-5　エスカレーター
からだを動かしたい、しかし疲れるのは嫌い。

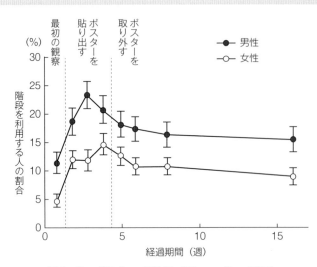

図1-9　ポスターの効果（Blameyら，1995）
「便利なものを利用すると健康によくない。階段を使おう。」というポスターの効果。

張り出して3週間の間に階段を歩く人が増えた。

　結果はおもしろいことに、男女差があったことである。階段を利用する男性は12％から21％へ増えたのに比べ、女性では増えたことは増えたが、その数は5％から12％へと少なかった。

　ところが、その張り紙を外してしまうと、男女ともしだいに階段を利用する人が減り、約2カ月で元の割合近くなってしまった。このような呼びかけは、何度もくり返えさなければ効果は薄れていくといえる（図1-9）。

9．階段や坂を上り下りする歩き方

　階段や坂を上るときは、上体をやや前傾し足を前へ出し足裏をしっかり着地させる。着地した足のおしりや大腿（もも）の筋肉を活動させ、股関節、膝関節を伸ばし重心を持ち上げる。からだが真直ぐになったら、もう一方の

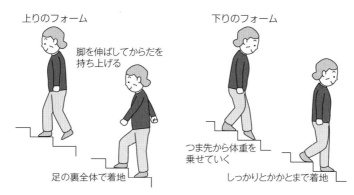

図1-10　坂の上り下りの歩き方

足を上げて前へ出し着地する。一歩一歩自分の体重を上へ持ち上げることになるので、平地を歩くときに比べ運動量は数倍にも増える。このため、10～20分間続けて上れば、心臓の動悸が高まり息もやや苦しくなってくる。つまり、上りはじめからゆっくり上るのが、長い坂や階段を疲れないで上るコツである。

　階段や坂を下るときは、腰をやや低くして足を前へ出して、後傾姿勢でつま先から着地する。足が滑らないのを確かめ、重心を前足へ乗せる。かかとまでしっかり着地したら、もう一方の足を前へ出す。これらの動作を無意識にできるようにしておくことが重要である。

　階段での下りで、足を踏み外すと大事故につながりやすい。下りは着地の瞬間に体重を受け止めるので、膝関節まわりの筋肉の一部が強くはたらくことになる。このため、運動量は少なく全身の疲れは感じないが、一部の筋線維が何度も延ばされながら力を発揮することになる。これが、翌日筋肉痛を引き起こす原因である。

　階段や坂を下りるときは、心臓や肺のはたらきをあまり必要とせず疲れを感じないが、急に下りずにゆっくり下りることが、歩き終わった後の筋肉痛を引き起こさないコツである（図1-10）。

10．シューズ選びの重要性

　快適、かつ効果的にウォーキングを行うための重要なポイントの1つとしてあげられるのがシューズ選びである。自分の足に合ったシューズを選べば、疲れにくく、外反拇趾などの足のトラブルを引き起こす心配も少ない。足の健康のためにきちんとしたものを選ぶことが大切である。

　国際マーチングリーグや日本マーチングリーグとして認証されたウォーキング大会では、完歩証をもらおうとすると、20 km 以上の距離を2日間は歩かなければならない。やや長い距離を歩くときは、足にまめができたり、足首、ひざなどに痛みが生じたりしないように、シューズ、ソックスを履き慣れておくことが大切である。また、応急の手当ができるテープやサポーターを用意しておく。歩いている途中で痛みを覚えたら、早めに休憩をとりまめがつぶれ皮膚がむけるなど、傷が悪化するのを防ぐことができる。

> ♠コラム：シューズの選び方
>
> 　ウォーキングをする人にとって、シューズがもっとも重要なので、注意深く選択することが重要である。とにかく、買う前には実際に履いてみる。ウォーキングするときに使うソックスを使って、シューズを履くことが重要である。
>
> 　履いたら、つま先を上げてかかとを床へ軽く叩くようにして、ヒールカウンターにかかとをきちんと収める。次に、つま先を床についてから靴ひもをしっかり固定する。つま先部分は、1 cm ほどの余裕があった方がよいだろう。
>
> 　そして実際に歩いてみる。その時、①足指の屈曲部分が柔軟か、②つま先が当たらないか、③足の甲はきつくないか、④くるぶしが当たらないか、⑤足裏のアーチラインは合っているか、などを確かめる。
>
> 　ミズノ（株）が販売しているシューズの例を紹介しよう（**写真1-6**）。

長距離を歩くためのシューズ
LD50V：（天然皮革　本体価21,000円）

内甲ファスナーつきシューズ
LD40Ⅳ：（天然皮革　本体価16,000円）

カジュアルでしっかり歩ける
LDアラウンド
（合成繊維・人工皮革　本体価12,000円）

快適に歩けるシューズ
TXウォーク
（合成繊維・人工皮革　本体価11,000円）

写真1-6　シューズの選び方

11．長距離を歩くときの注意

　たくさんの人が一斉に歩くウォーキング大会の場合は、他人に迷惑をかけないように歩くのが基本である。たくさんの人が歩いている道では、前から来る人とぶつからないように注意する。追い越すときは、声をかけてから脇を通るようにする。仲間と一緒のときは、道幅いっぱいに広がらないように歩く。また、体調に気をつけることも重要である。

　世界最大のウォーキング・イベントは、オランダのフォーデーマーチである。このイベントには述べ20万人を超す人たちが世界中から集まって歩く。このイベントに参加した人たち155名に、胃腸の具合について調査した結果が、1999年報告された。それによると、吐き気、腹痛、下痢、ガス発生など、胃腸に1つ以上の異常があった人が全体の1/4を数え、そのため歩き続けなくなった人が毎日2〜9名いたという。そこで、報告者は次のような注意をするよう呼び掛けている。歩行による体重の減少率が2.5％（体重60 kgの人なら1.5 kg）を超えないよう十分水分を補給する。水も飲まずに長距離を歩き終えて、体重が減ったなどと喜ぶのは危険なことである。また、続けて3日も4日も歩くときは、脂肪、タンパク質の取りすぎに注意し、特にア

ルコールを多量に摂取しないよう気をつけなければならない。

　また、ある目的地に向かって標識のない道を歩くときは、案内地図やアプリに内蔵された GPS を参考にする。そして、道を間違えたときのために、連絡の取りやすい携帯電話を持っていた方が安全である。

♠ コラム：ウォーキングで携帯する物と服装

　ウォーキングの目的によって、携帯すべき物は変わってくる。散歩など家の近くを歩くときは、帽子、携帯電話、ティッシュ、ハンカチタオル程度でよいだろう。

　ウォーキング大会のようにやや長い距離を歩くときは、上記に加えて、雨具、タオル、応急テープ、飲み物、食べ物に、それらを収納するデイパックが必要である。

　ハイキング、登山のように、山里離れた場所へ数日かけて行くときは、上記に加えて、余分な飲み物、食べ物と着替えが必要となるので、さらに大きなリュックサックが必要である。また、地図や GPS 機能のあるスマートホンも必要だろう（写真 1-7）。

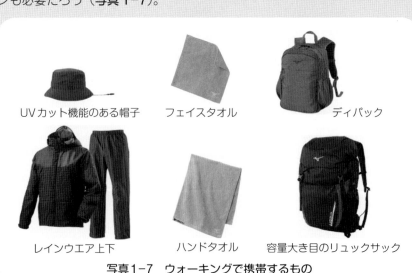

写真 1-7　ウォーキングで携帯するもの

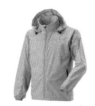
ベーシックトレイルジャケット
(本体価9,800円)

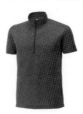
ドライベクターライトインナー半袖ジップシャツ
(本体価6,800円)

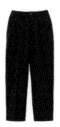
ドライベクターノンストレスパンツ
(本体価12,800円)

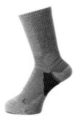
ドライベクターソックス
(本体価2,000円)

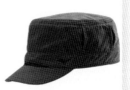
風道ワークキャップ
(本体価3,900円)

写真1-8　ウォーキングでの服装

　季節や天候によって、歩くときの服装は違ってくる。また、毎回同じ服装で歩くのではなく、ちょっと変えてみるのも楽しい。上に、ミズノ（株）がすすめるウォーキング用上着、下着、靴下、手袋、帽子などを紹介する（**写真1-8**）。

♠ コラム：20 km を歩いてみた①

　中高年齢の経験を積んだウォーカーが歩く標準的な距離は 20 km である。この距離を歩き通すとなると、気温、道の傾斜などによって違うが、体内のエネルギーを 1,000kcal は消費することになる。このような多量のエネルギーを 4 時間ほどの間に消費するとなると、からだにはかなりの負担がかかることが推定される。そこで、私（当時 60 歳代後半）がフラットなコンクリート舗装の道（東京の荒川河川敷）を 20 km 歩いてみた。天候は小雨で気温は 12.8 度、湿度は 98 % だった。

　歩行中の心拍数は連続的に測定し、血中乳酸濃度と血糖値は歩行前、最初の 6 km 地点、フィニッシュ直後に、指先から採血し測定した。また、歩行の前後と 6 km、10 km、16 km の各地点で静脈から採血し、血中物質の濃度の変動を分析した。

　また、別の日に、採血のための休みを入れない連続の歩行を行い、歩行能力を測定した。各 5 km の所要時間は、55 分で、20 km を 3 時間 40 分で歩いた。つまり、歩行スピードはほとんど一定の 90.9 m/分で、歩幅も平均 78 cm で歩き通した。

♠ コラム：20 km を歩いてみた②

水を 1 L 飲んだら脱水状態にならなかった

　長距離歩行を続けるとき、からだの反応として、まず注目したいのは、連続した筋活動による体温の上昇、それを抑えるための発汗、それによる脱水である。脱水は血液の濃縮をまねき、心血管系機能に障害をもたらしかねない。さらに、体温の上昇を抑えられなくなり、熱中症に罹る危険がある。このため、ウォーキング中は水を十分に摂取することがすすめられる。

　今回のテストでは、エネルギーを含まないイオン飲料（ステビア・大塚製薬製）を、飲みたい分だけ飲むことにした。そのため数回に分けて合計 1L 飲んだ。その結果、ヘマトクリット値は歩行前 48.3 % が歩行後 46.2 % とほ

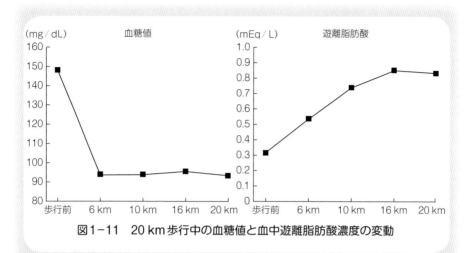

図1-11　20 km 歩行中の血糖値と血中遊離脂肪酸濃度の変動

とんど変化しなかった。またナトリウム濃度も 141〜142 mEq/L と正常範囲にあったので、血液は濃縮していなかっといえる。これは、気温が 12.8 度と低かったからである。気温が高いときは、さらにたくさんの水分を摂取する必要がでてくる。

エネルギーとして何が使われたか

次に注目したのは、消費するエネルギー源が十分であったかどうかという点である。今回のテストでは、通常の朝食を摂ってから午前 9 時にスタートしフィニッシュするまでエネルギーの摂取は控えた。その結果、血糖値は 149 mg/dL から最初の 6 km 地点で 95 mg/dL に減り、その値は 20 km まで続いた。このように低血糖という状態には至らなかった。対照的に血液中の遊離脂肪酸は、6 km、10 km と歩きはじめてから急増し、16 km、20 km ではおよそ 3 倍になっていた。このような変動から、20 km 歩行中のエネルギー源は、早い時期に炭水化物から脂肪へ変化したことが推定できる（**図1-11**）。私はやや太ってるので脂肪を使えるが、痩せた人では 5 km ぐらいから糖分の補給が必要だろう。

実際の歩行テスト前に、基礎的データを得るため、トレッドミル負荷テストを受けた。トレッドミル上を、スピード 80 m/分、100 m/分で 4 分間ずつ歩き、続いて 110 m/分、120 m/分で 3 分間歩き、それ以上は斜度を徐々

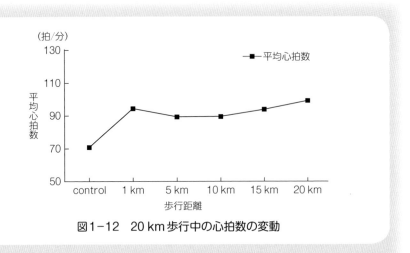

図1-12　20 km 歩行中の心拍数の変動

に上げて走った。その間、各スピードでの心拍数、酸素摂取量、血中乳酸濃度、主観的運動強度が測定された。バテるときの酸素摂取量（極大酸素摂取量）は 29.0 mL/kg/分で、年齢相応と評価された。

　20 km の歩行中の平均心拍数は、94.1 拍/分で最高心拍数 171 拍/分の 55 ％に相当し、ほとんど一定であった（図1-12）。この心拍数から酸素摂取量を推定すると 970 mL/分となり、この値から 20 km 歩行中のエネルギー需要量を算出すると、1,067 kcal となった。つまり、私の 20 km 歩行は、有酸素性エネルギー供給機構の最高能力の 50～55 ％で終始したものと推定される。実際、疲労の目安となる血中乳酸濃度（4 mmol）は、ほとんど変わらず 3 mmol 以下だった。

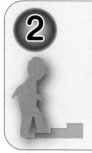

なぜ、ウォーキングをすすめるのか？

1. あっという間に超高齢社会となった日本

　まず、言葉の定義をしてみよう。WHO の定義によれば、65 歳以上の割合が全人口の 7 ％を超えると「高齢化社会」、14 ％を超えると「高齢社会」、21 ％を超えると「超高齢社会」とされている。

　日本は 1970 年には高齢化社会（7.1 ％）、1995 年には高齢社会（14.6 ％）、2007 年には超高齢社会（21.5 ％）となった。ヨーロッパの国々では、高齢化社会から高齢社会になるまで、フランスで 115 年、スウェーデンで 85 年、イギリスで 47 年、ドイツで 40 年であるのに比べて、日本では 1970 年に 7 ％を超えてから、わずか 24 年後に 14 ％に達している。このことが、超高齢社会に対する国家としての対応に遅れをもたらし、年金、医療、介護の費用負担が危機的であることは、だれでも知っている深刻な問題であろう（図 2－1）。

2. 長生きするようになって、医療費・介護費が増えた

日本人が長寿国になった背景は、いろいろあげられる。
※ときどき新しい病原菌が見つかっているが、細菌・ウィルスなどの感染症の予防策が行き届くようになったこと
※肥満する人が増えているが、豊富な栄養物の摂取ができるようになったこと

2 なぜ、ウォーキングをすすめるのか？

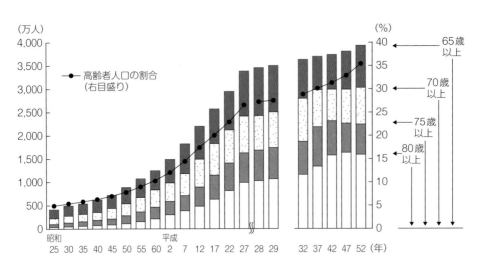

図2-1 高齢者人口及び割合の推移
年代が進むにつれて、わが国の高齢者人口が急増した。

資料：昭和25年〜平成27年は「国勢調査」、平成28年及び29年は「人口推計」
　　　平成32年以降は「日本の将来推計人口（平成29年推計）」出生（中位）死亡（中位）推計
　　　（国立社会保障・人口問題研究所）から作成
注1）平成28年及び29年は9月15日現在、その他の年は10月1日現在
　2）国勢調査による人口及び割合は、年齢不詳をあん分した結果
　3）昭和45年までは沖縄県を含まない。
（総務省統計局：http://www.stat.go.jp/data/topics/topi721.html）

※失敗することはあるが、高度な医療機器が発明され手術技術が向上したこと
※人によっては副作用を起こす薬もあるが、さまざまな特効薬が発明されたこと
※運動不足になる人が増えたが、過酷な労働から解放されたこと
※独居老人では対応が難しいが、救急体制が整えられ応急処置が行われるようになったこと

　しかし、長寿と引き換えに、私たちは医療費・介護費の高負担、そして運動不足、肥満を受け入れざるを得なくなったといえる。運動不足と肥満は、生活習慣病の発症の引き金となり、さらなる医療費の負担増をもたらす。
　高齢化のスピードが速く、多くの国民の心構えができないうちに、日本は

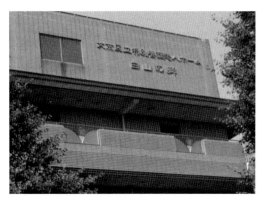

写真2-1　各自治体にある特別養護老人ホーム

　超高齢社会になってしまったのである。人口の高齢化が医療費の増大をもたらすことは、予想していたとしても、行政サイドが打ち出した施策は追いつかず、医療費・介護費の総額は年間40兆円を超えた。そのため、健康保険料、介護保険料、そして、自己負担割合を増加させる、さらに社会保障費にまわす消費税を10％へ引き上げるということになった。国民へ多大な経済的負担を強いる事態となっている。

　加えて、疾病、障害を有する高齢者の増加に対して、病院や老人ホームなどの収容施設は充足されず、介護にかかわる人材の不足が深刻化している（写真2-1）。その結果として、"数日後に発見された孤独死"や、"被介護者を殺害し介護者が自殺"という悲劇が後を絶たないのである。

　今や、医療費を含め社会保障費の低減に正面切って取り組まなければ、事態はさらに深刻化するだろう。最近話題となる"iPS細胞による再生医療"の実現が図られるとしても、先の話である。現在の医療費低減には貢献できない。今や高額の医療費を必要とする高齢者の生き様と、周囲の人たちの医療費負担への対応が問われているのである。

♠コラム：運動の実践は、当座の健康維持には効果がある

　塩分摂取量を抑えることで、高血圧症の発症を抑えることは、これまで日本各地で試みられ確かなことといえる。また、運動する習慣が身につくと、高かった血中の中性脂肪や総コレステロールの値は低下し、HDLコレステロール値は上がる、血糖値を適正に保てるようになる、心血管系機能の改善がみられるなど、多くの研究が明らかにしてきた。

　寿命についてはどうだろう。山陰地方のある地域に住む1,000名を超える中高年齢者を対象にして、10年間運動の指導を実施し、その人たちの生存率（死亡者と要介護2以上になった人）の年次変化が追跡されている（図2-2）。

　その結果、運動指導を受けなかった人たちでは、年々死亡した人が増えていった。運動指導を受けた人たちは、そもそも健康であったので死亡することはなかったといえるかもしれないが、そういった運動実践をする健康な人たちでも、5年が経過してくるとしだいに死亡したり、要介護2以上になったりという人が増えていったのである。

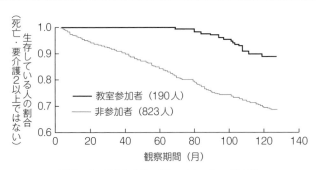

図2-2　運動介入（Kamiokaら、2008）
運動教室参加者の生存率（数年間は健康だが、その後は減少する）

3. 運動不足は、医療費の増加をもたらす

　上記のコラムのように、運動実践は当座の健康状態を保持するのに役立つが、その後は年齢を重ねるにつれて運動実践をしなかった人と同じ割合で、死亡率は増えていく。

　私は、「肥満症、がん、高脂血症、糖尿病、高血圧症などは"沈黙の病気"と呼ばれ、脳梗塞、心筋梗塞、がん転移など、激痛をともなって自覚される。自覚したときは、手遅れになることが多い。だから、健康なうちから食事に気をつけ、適切な運動を実践しましょう。そうすれば予防でき、医療費・介護費の節減につながる。」と説明してきた。しかし、それは医療や介護を受ける年齢の先延ばしにすぎないのではないかと、反省しはじめたのである。

　確かに、適切な運動を実践していれば、70歳になっても、80歳になっても、もしかすると90歳になっても、からだを自由に動かす楽しみを味わえるかもしれない。しかし、その後は、だれにも、医療や介護を必要とする期間が待っている。

　その証拠に、"日常生活に制限のない期間の平均"と呼ばれる健康寿命と平均寿命は、2001年から2014年まで、ほぼ平行に延伸してきたのである（図2-3）。つまり、生活習慣を適正に保持し健康寿命を延ばしたとしても、それぞれの個人が死を迎えるまでのほぼ10年間に必要となるトータルの医療費・介護費の削減には効果があるとはいえないのである。

　新聞の死亡欄や年末に届く喪中欠礼のはがきを読むと、最近は90歳近くで亡くなる人が多くなった。「人生100年の時代」といわれるように、今後ますます増えるだろう。もちろん、亡くなられた人がどのような状態で死を迎えたか、長く患うことなく死を迎えたのか、長期間治療を受け続けて亡くなったのかは、書かれていない。しかし、全国平均で高齢者の医療費、介護費が増加傾向にあることから、多くの人たちが高額な医療費を支払って死亡したことは確かである。

　命はかけがえのないもので、いくら費用がかかろうとも、できる限りの治

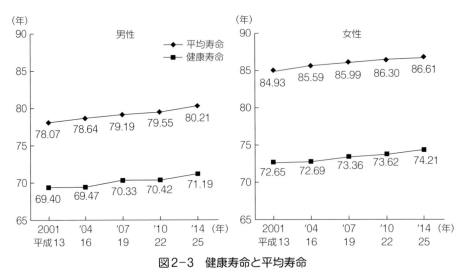

図 2-3　健康寿命と平均寿命
（厚生労働省健康日本 21（第 2 次）推進専門委員会（平成 26 年 10 月 1 日）資料）
健康寿命と平均寿命とは平行して延伸する。

療を施すべきであると多くの人は主張する。もちろん、支払う医療費を考えながら人は生きているわけではない。医療費をあまり使わないようにと生きるのでは、無味乾燥な老後といわざるを得ない。

4．周囲の人たちへ迷惑をかけない努力

　人は集団生活を営んで、家庭、地域社会、国家を形成している。世代を超えたさまざまな人たちで構成される集団では、例えば近所付き合いが悪いといったように反目し合う人たちがいることを、私たちは経験的に知っている。しかし、そのような集団を構成している、得意とする能力が異なったり、経済的余裕が違ったりする人たちでも、互いに助け合うことが集団を維持する上で大切である。
　家族を含めて自分以外の人たちに、"面倒をかけない"という努力をしていかなければ、家庭はもちろん地域社会や国家は破たんしてしまうに違いない。医療費の大部分を保険で賄う制度で治療を受けるのは、保険料を納入す

る健康な人たち、特に若い人たちに多大な迷惑をかけることになる。

　多くの人たちは、特に医療費削減のためだけではないが、からだによいという運動を実践し、からだによいという食品や栄養補助食品を摂り、健康診断を受け、疾患の発症や重症化を防ぐ努力をする。

　しかし、何度も述べるが高齢になれば、さまざまな疾病の発症や重症化は避けることができない。そうなった場合、寝たきりとなり高額な医療費・介護費を必要とする生活を受け入れるのか、あるいは、治療を拒み死期を早めるのか、どちらかに決めなければならないだろう。つまり、医療費の負担という観点から、"死の選択"という考え方が現実味を帯びるようになるのではないだろうか。

> ♠コラム：自分で死を選択できる権利
>
> 　アメリカでは、オレゴン州をはじめいくつかの州では、"尊厳死"が法律によって認められている。"尊厳死"は、医師が致死薬を処方し、希望した人が自分で服用するという、"幇助された自殺"といえる。
>
> 　一方、ヨーロッパでは、オランダをはじめ数カ国は"安楽死"が合法化されている。医師が致死薬を注入して、患者を看取りながら"安楽死"させるのである。いずれにしても、延命治療を止めることになる。医療費を抑制するためでなく、周囲の人たちにこれ以上迷惑をかけたくないというのが主な理由だろう。
>
> 　日本では、延命治療については、"脳死"を除けば法的整備がなされていない。"死生感"という宗教的、哲学的問題があり、人びとの間で考え方の隔たりが大きいからである。しかし、国民の間で延命治療、そして、死の選択について、改めて検討すべき時期にきていると主張したい。

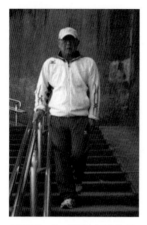

写真2-2　階段を下りる
階段の下りは、踏み外すと大けがをする。手すりのそばを歩こう。

5．からだづくりの歩き方

　歩く目的は、仕事や買い物をするために歩くのか、からだを良好な状態に保持するために歩くのか、所用があって見知らぬ街中を歩くのか、また別に、散歩のようにぶらぶら独りで歩くのか、ウォーキング大会に参加するときのように仲間と一緒に歩くのか、などいろいろである。だから、特に注意すべき歩き方は、目的に応じて違ってくる。
　力強さの向上を目的として歩くときは、1日に最低1回は30段以上の階段を上るよう努力する。駅の階段はほぼ30段あるから、エスカレーターを使わずに上ってみる。上り方は、前に述べた通りである。上ったら下りることになるので、からだがふらついたとき直ぐにつかまれるように、手すりのある側を下りる（写真2-2）。
　このような階段の上り下りなどによって、足腰の力が向上すれば骨折をまねく転倒の予防に役立つ。
　ねばり強さの向上を目指して歩くときは、週に3日以上、1日に30分間

以上、ときどき速足を交えて歩く。速足とは、ふつうに歩いているときよりも歩幅を意識して5 cm以上広げて、やや速く歩く。歩幅を広げた分、下肢の筋肉はより強くはたらき、腕の振りも加わるので、全身の血流が盛んになる。

このため、心拍数も息も上がってくる。"ややきつい"と感じる程度である。そういうスピードで数分間歩いたら疲れてくるので、元の歩幅に戻しゆっくり歩く。そして、普通の心拍数に戻ったら、再び歩幅を広げてやや速く歩く。このくり返しを何度も行うのがよいだろう。

このような全身の血流を盛んにさせるウォーキングは、心筋梗塞、脳梗塞など心血管系疾患、糖尿病などの代謝性疾患の予防に効果がある。

6. たかが"歩く"、されど"歩く"

歩く場所、あるいは、目的に応じた歩き方について説明してきた。このような歩き方についての心得は大切である。加えて、ウォーキング実践の社会・経済的課題に対する効果を考えてみる。

超高齢社会となった日本では、人口の増えた中高年齢層の中で歩く人の割合が増せば、シューズ、ウエア、ディパックなどウォーキング用のグッズの売り上げが伸び、スポーツ用品のメーカー、小売店の業績が上がる。ウォーキング大会や歩く観光旅行へ参加する人が増えれば、JTBのような旅行業、JRのような運輸業、宿泊業などの売り上げが高まり景気がよくなる。景気がよくなれば、歩く環境を改善しようという機運が高まり、国家予算の中から歩く道への投資が増えることが期待される。その結果、"歩く"のを楽しむ環境が改善され、歩く人の割合はさらに増加することが期待される。これは、歩くことによる"経済の好循環"といえる。

反対に、中高年齢層の中で歩かない（歩けない）人の割合が増えれば、医療費・介護費が増加し、国家予算を圧迫させる。そうなると歩く道の整備への投資が減額され、歩く人の割合が減少していく。そうして、医療費・介護費の負担が一層増えることになる。これは、歩かないことによる"経済の悪

循環"といえる。

　以上述べたように、たかが"歩く"だが、超高齢社会となった日本にとっては、国家の最重要課題に解決をもたらすのが"歩く"人の増加である。大げさにいえば、歩く人の人口割合は、国家の社会・経済的課題を解決するカギとなる。

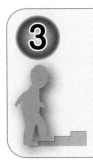

3 転倒、そして、骨折を防ぐ仕組み

1. 高齢者が歩くときに注意すべき点

　転倒による死亡者は、年間8,000名に近いと報告されている。人は誕生してほぼ1年後には、直立二足歩行が可能となる。しかし、片足で立っていられる時間は短く、両足が着床している時間が長い。そのため、"よちよち歩き"と呼ばれる。そして5歳ころになると、片足で立っていられる時間が長くなり、「中枢パターン生成器」と呼ばれる神経系の仕組みが脊髄中枢に完成され、成人のように無意識で連続的な歩きができるようになる（写真3-1）。

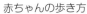

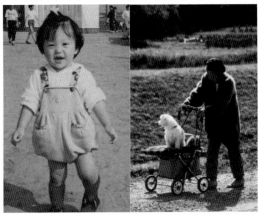

写真3-1　赤ちゃんと高齢者が歩く

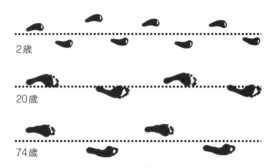

図3-1 年齢と足跡（吉澤、1989）
幼児のよちよち歩きから、高齢者のとぼとぼ歩きへ（バランスが取れないので、左右の足が横へ広がる）。

　片足で長く立っていられるのは、さまざまな筋肉のはたらきによって、足関節、ひざ関節、股関節、脊柱などが、鉛直線上に並び、重力の影響による"よろめき"を少なくするように調節される。

　他方で、高齢になるにしたがい、再び片足で立っていられる時間が短くなり、歩幅の短い"よぼよぼ歩き"になってしまう（図3-1）。

2．視覚による確認

　二足歩行は、一方の足関節を支持点とした逆振子のように、上半身を前方へ倒すのを繰り返し前進する。だから、足のうらが着床する床面が平らで固くなければ、姿勢が不安定となる。

　正常に歩ける人でも、暗闇の中を歩くときは、前へ出した足のうらで床面を確かめながら歩く。視覚の不自由な人は、他人に誘導されたり、杖で確かめたりしながら歩く。

　このように、歩くときは特に意識しないでも、私たちは絶えず着床する状態を目で確認しながら歩いている。つまり、直立二足歩行の遂行には、視覚がもっとも重要なはたらきをするといえる。

転倒予防の仕組み

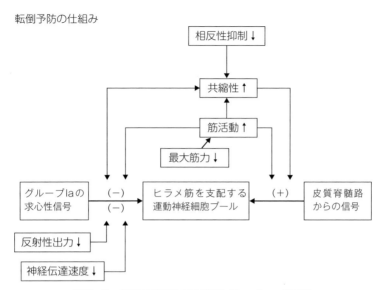

図3-2　姿勢を保持する機構（Baudry、2016）
直立姿勢を保持するとき、脊髄にあるヒラメ筋の運動神経細胞に集中する、筋紡錘からのフィードバック、上位中枢から下行する信号、筋活動、拮抗筋の共縮性の関与。

3．反射的調節

　平らと思って着床し片足立ちをしたとき、着床した部分が滑ったり、傾いたり、動いたり、あるいは、他人によってからだが押されたりすると、直立姿勢が崩れそうになる（図3-2）。このとき、頭部にある前庭と呼ばれる平衡感覚器が不安定な状態を感知し、崩れた姿勢を元に戻そうと必要な筋肉へ反射的に指令を出して活動させ転倒するのを防ぐ。もちろん、姿勢の崩れがひどい場合は、修復できず、もう一方の足を出すとか、転んだりする。高齢になると、このような平衡感覚が鈍くなって転びやすくなるのである。
　二足歩行は、足関節を支持点として前進するので、足関節を傷めた人は、歩行が困難となる。このように、歩くときは支持点となる足関節を固定する筋肉群が、重要なはたらきをする。前へ出した足が着床するとき、足関節を

底屈させる筋群は伸ばされる。筋肉の中にある筋紡錘は伸ばされた状態を検知し、脊髄にある運動神経細胞へ信号を伝える。このフィードバックと、大脳皮質からの信号とによって、足関節を背屈させる下腿にある前脛骨筋と底屈させるヒラメ筋、腓腹筋とが調節され、スムースな足の運びができるのである。

高齢になると末梢からの反射によるフィードバックが遅れるので、大脳からの信号に基づいて意識的にしっかり足を着くように努力すべきである。

4．しっかり歩くための練習

視覚が不自由であったり、平衡機能をつかさどる前庭に障害があったり、足関節を傷めたりしていなければ、人は普通に歩ける。

しかしそのような障害のない人でも、高齢になるにしたがって片足で長い時間立っていられず、"ふらつき"、もう一方の足を直ぐに着床させ、立位姿勢を保持するようになる。だから、歩幅は短くなり、しかも左右の足が直線上に乗らなくなり、左右の足の位置が広がってしまう。このような高齢者がしっかり歩けるようになれば、転倒、そして骨折といった事故を防ぐばかりではなく、寝たきりを予防する上で有効である。

歩行中のからだの"ふらつき"を防ぐために、高齢者は意識して前へ出した足をしっかり着床させ、直立姿勢を保持するように歩くことと、脚の筋肉の強化が求められる。

高齢者に筋力トレーニングとバランス運動を6週間にわたって実践してもらい、下肢の筋力とフィードバック機構が改善される可能性があることが示された。具体的に、どうしたらよいのだろうか。

まず、足腰の筋力を強化するためのエクササイズを紹介する。だれでも、どこでもできる方法は、足腰の強い人では片足、弱い人では両足でのハーフスクワットである。上体がふらつかないように、片手で机や壁につかまる。伸び上がるときはやや速く、しゃがむときはややゆっくり、10回反復する（図3-3）。これを、1日に3回行えばよいだろう。これらの筋力トレー

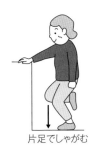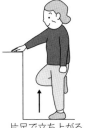

図3-3 片足立ちの脚力の強化
高齢者がどこでもできる脚の強化法。伸ばすときはやや速く、曲げるときはややゆっくり。上体を支えるように片手を柱や台の上に置き、片足でしゃがんだり、立ったりする運動をくり返す。弱った人は両足でくり返す。

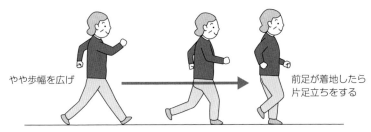

図3-4 3歩歩いて立ち止まる
歩きながらのバランス能力の向上を図る（1, 2, 3と数えて立ち止まり、ちょっと片足で立ち止まってみる）。やや大股で歩き、前足が着地したらそこで立ち止まる。次の3歩目では別の前足で同じように立ち止まる。この"3歩目立ち止まり歩き"を数回くり返す。

ニングの前後に、下肢の筋群を主としたストレッチング・エクササイズを行う。

次に、片足立ちのバランス能力の向上を図るために、"3歩"歩いて、2〜3秒間片足立ちを保持する。"3歩"歩くので、左右の足で交互に立つことになる。1, 2, 3と数えて立ち止まるのを、100mほど続けて歩く。これを1〜2回くり返するとよい。注意する点は、最初は歩幅を短く行い、ふらつかなくなってきたら、歩幅をしだいに広げ、歩くスピードを上げることである（図3-4）。

4 筋肉を見直す

1．歩く主役の筋肉は、加齢とともに減少する

　それまでは健康であって突然交通事故で亡くなった人たちから、大腿の筋肉（外側広筋）を取り出し筋線維（細胞）の数を調べた研究報告がある。個人差は大きいが、20歳代では外側広筋には平均して約65万本の筋線維があり、それが30歳代で60万本、50歳代で58万本としだいに減っていき、60歳代からは急激に減少し、80歳代では20歳代のおよそ39％になってしまうという（図4-1）。

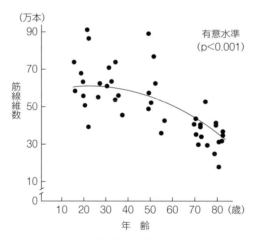

図4-1　筋肉の細胞数の減少（Lexellら、1988）
　　　筋肉の細胞は、加齢とともに死滅していく。

このように、加齢とともに体力・運動能力が低下する根拠の1つとして、遺伝子に組み込まれたプログラムに基づいて、年齢が増加するにつれて筋線維の一部が自滅していくことがあげられる。

筋肉量の減少と機能の低下は、老化にともなって顕著になる。この症状は、サルコペニアと呼ばれる。サルコペニア発症の引き金となる主な要因は、身体活動低下と栄養不足である。その他に、先に紹介した遺伝子による筋細胞の加齢による自滅である。他にも、傷害/罹病（入院）、慢性の炎症、DNAの損傷、酸化ストレスの増加、ホルモン分泌量の変化などがあげられる。

2. タンパク質を摂らなければ筋肉は回復しない

からだを構成する細胞のほとんどはタンパク質である。体内のタンパク質は、日々合成と分解をくり返している。この合成分は、食事で摂取するタンパク質よりも多く、ほとんどが分解された自分のタンパク質をリサイクルして使っている（図4-2）。

力を発揮する筋肉にあるミオシンとアクチンもタンパク質でできていて、十分な合成ができなければ、筋肉はしだいに萎縮していく。

ところで、アミノ酸摂取に対するタンパク質を合成する反応は、年齢に関係しているという研究成果がある。これまでの研究は、骨格筋タンパク質を合成するアミノ酸摂取能力を若い人と高齢者とを比較して、例えば、少量の必須アミノ酸摂取（7〜10g以下）では、若い人では骨格筋タンパク質合成機能を刺激し増える。他方、高齢者ではその程度の量では、刺激されないので合成量は増えないというのである。

このように高齢になってタンパク質が、体内へ吸収されない理由としてはいくつか考えられている（図4-3）。

高齢者はアミノ酸を摂取しても、少量では骨格筋タンパク質を合成する能力に欠けている。だから、「骨格筋タンパク質合成を刺激するアミノ酸摂取には、年齢に応じた閾値があって、高齢者ではある一定以上のアミノ酸を摂取しなければ刺激効果がない」と指摘されている。

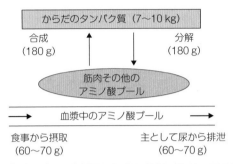

図4-2 タンパク質の合成と分解（永田、2008）
活動した筋肉のタンパク質は分解され、合成されるが、ほとんどはリサイクルされる。

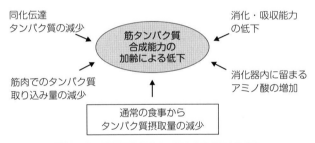

図4-3 高齢者のタンパク質摂取が減少
高齢者はタンパク質摂取能力が低下する。

　くり返しになるが、少量のタンパク質/アミノ酸の摂取では、加齢にともなって骨格筋タンパク質合成の反応性が低下する。そして、このような少量の摂取に対する反応性の低下は、先に述べたようにサルコペニア発症の原因となる。特に、日常タンパク質摂取量が少ない高齢者では、サルコペニアの進行が速まってしまうのである。

　しかし、加齢とともにアミノ酸に対する感受性が鈍化しても、高齢者が食事内容に注意をはらい改善すれば、サルコペニアの進行をゆるめるか、改善させる能力を持っているといえる。25〜30gの良質のタンパク質、あるいは、2g以上のロイシンの摂取は、高齢者であってもアミノ酸利用率を改善させ、若い人と同じ程度の骨格筋タンパク質の合成が期待される。

　反対に、骨格筋タンパク質の同化刺激に対して慢性的に反応できないでい

ると、加齢とともに骨格筋量は減少、機能の低下が早まる。そういった理由から、新聞やテレビの広告でよく見られるように、たくさんの企業によってアミノ酸を主成分とする栄養補助食品が販売されているのである。

♠ コラム：食品に含まれるタンパク質

（新食品成分表編集委員会（2016）新食品成分表 FOODS2017．東京法令出版より抜粋）

含まれるタンパク質量は食品によって異なる。以下いくつかの例を紹介する。
＜100ｇ当たりに含まれるタンパク質（g）とエネルギー：kcalとを併記した＞

食パン 9.3（264）、うどん（ゆで）2.6（105）、そば（ゆで）4.8（132）、玄米 2.8（165）、白米 2.5（168）

落花生（いり）26.5（585）、枝豆（ゆで）11.5（134）、豆腐（木綿）6.6（72）、納豆 16.5（200）、ソラマメ（ゆで）10.5（112）、小松菜（ゆで）1.6（15）、たけのこ（ゆで）3.5（30）、トマト（生）0.7（19）、葉ネギ（ゆで）1.9（30）、ほうれん草（ゆで）2.6（25）

まあじ（生）19.7（126）、まいわし（生）19.2（169）、うなぎ（焼き）23（293）、かつお（生）25.8（114）、まさば（生）20.6（247）、真鯛（生）20.6（142）、ひらめ（生）20（103）、ぶり（生）21.4（257）、クロまぐろ（赤身・生）26.4（125）、かき（生）6.6（60）、はまぐり（水煮）14.9（89）、するめいか（生）17.9（83）、毛がに（ゆで）18.4（83）

和牛（赤身・生）20.2（201）、和牛（脂身・生）4.0（751）、輸入牛（赤身・生）20.4（130）、輸入牛（脂身・生）7.1（599）、豚肉（赤身・生）20.9（125）、豚肉（脂身・生）5.3（704）、にわとり（もも皮つき・生）17.3（253）、プレスハム 15.4（118）、ソーセージ 13.2（321）

鶏卵（焼き）12.3（164）、牛乳 3.3（67）、ヨーグルト 3.6（62）、チーズ（カマンベール）19.1（310）

清酒（純米）0.4（103）、ビール 0.3（40）、ワイン（赤）0.2（73）、焼酎 0（206）ウィスキー 0（237）（**写真 4-1〜10**）

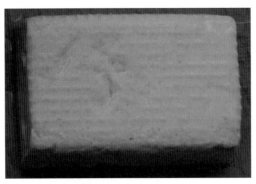

写真4-1 豆腐（木綿）
100 g中タンパク質：6.6 g（72 kcal）

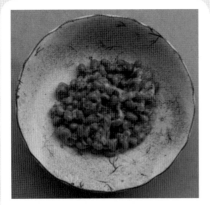

写真4-2 納豆
100 g中タンパク質：16.5 g（200 kcal）

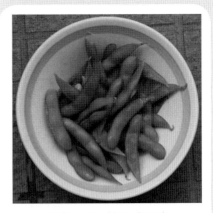

写真4-3 枝豆（ゆで）
100 g中タンパク質：11.5 g（134 kcal）

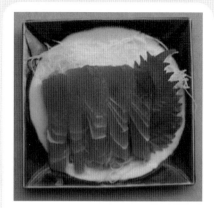

写真4-4　クロまぐろ（赤身、生）
100 g中タンパク質：26.4 g（125 kcal）

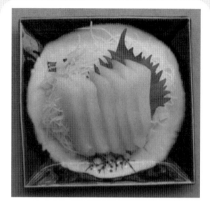

写真4-5　するめイカ（生）
100 g中タンパク質：17.9 g（83 kcal）

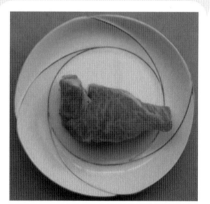

写真4-6　和牛（赤身：生）
100 g中タンパク質：20.2 g（201 kcal）

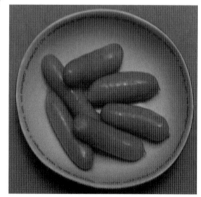

写真4-7　ソーセージ
100 g中タンパク質：13.2 g（321 kcal）

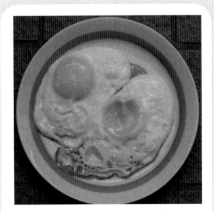

写真4-8　鶏卵（焼き）
100 g中タンパク質：12.3 g（164 kcal）

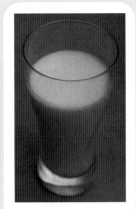

写真4-9　牛乳
100 g中タンパク質：
3.3 g（67 kcal）

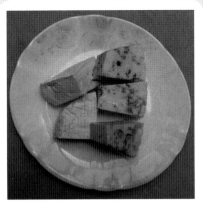

写真4-10　チーズ（カマンベール）
100 g中タンパク質：19.1 g（310kcal）

♠ コラム：骨格筋が分泌するマイオカイン

　デンマークの研究者が、2011 年にマイオカインは運動不足病を予防する役目を果たすという仮説を発表した。マイオカインは、Myo（筋肉）と kine（作動物質）とを組み合わせた造語である。約 10 年前に、収縮する骨格筋から生み出され、遊離されるホルモン様の物質（サイトカインの一種）が発見された。からだの中のさまざまな代謝機能に、大きく影響する物質である。

　サイトカインは、細胞で生成、分泌されて、血液などによって体中に拡散し、受け入れた細胞の代謝を制御する物質で、数 100 種類あるとされている。その中で広く知られているのは、感染ウィルスの増殖を阻害するインターフェロンである。インターフェロンからの信号を受け取ると、白血球の一種で細菌などの異物を捕食してしまうマクロファジーが増え、外傷や炎症を抑えるように活性化する。

　骨格筋はからだの中で、もっとも大きな組織だから、収縮する骨格筋がサイトカインを生み出す臓器であるという発見は、からだの構造と機能の理解に新しいパラダイムを切り開いたといえる。

　細胞の増殖促進因子や増殖抑制因子としてはたらくのは、インターロイキン（IL）で IL-1～36 まで知られている。IL-6 は運動中に急激に増加し、ピークでは安静時の 100 倍に達する。ただし、ピークを過ぎると直ぐに減少する。

　安静時にはきわめて少ないが、運動中は増加し、それが骨格筋中の IL-6 のメッセンジャー RNA を増やし、IL-6 はたくさん生成される。このように骨格筋の活動によって生成される IL-6 は、がん細胞の増殖を抑える作用と同時に血管を通して脳、肝臓、脂肪細胞へホルモン様の影響をおよぼすとされている（図 4-4）。

　このように運動を生み出す骨格筋が産生し遊離する物質が、人が健康に生きていくために重要な役目を担っていることを知り、運動を実践すべきである。これらの物質の作用機序は、複雑で理解するのは難しい。しかし、多くの要因が重なり合って個人差を生み、運動の効果に影響を与えることは確かである。生化学や分子生物学が次々ともたらす新しい事実を信じて、私たちは運動を実践すべきである。

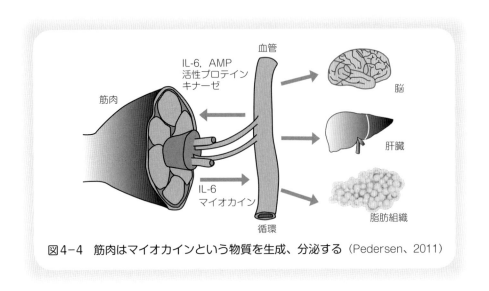

図4-4　筋肉はマイオカインという物質を生成、分泌する（Pedersen、2011）

3．高齢者になっても筋力トレーニングの効果がある

　心血管系機能に異常が見られない、これまで筋力トレーニングを実施した経験のない70歳以上の平均年齢76.1歳の女性10名、男性4名の計14名を対象にして、筋力トレーニングの効果が検証された。対象者は、1週間に2日の頻度で、1日に約1時間のトレーニングを12週間実施した。1つの筋群に10回以上15回まで持ち上げられるウエイトで、エクササイズを連続反復させ、15回以上できるようになったら、順次ウエイトを増大させた。8種類のエクササイズを、それぞれ順次実施するのを1セットとし、最初の4週間は1日に1セット、次の4週間は3セット、最後の4週間は4セット行うように増加させた。結果、筋力は、最初の4週間で大きな増加を示したが、その後も増加し続け、12週間後にはベンチプレス26％、ベンチプル30％、レッグプレス38％と増加した。

　以上のように、70歳以上になっても、うまく構成された筋力トレーニン

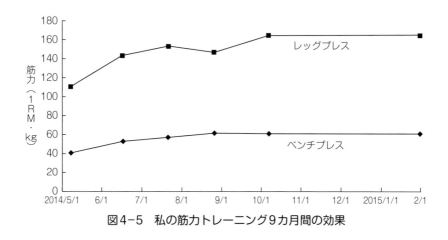
図4-5　私の筋力トレーニング9カ月間の効果

グを12週間実施すれば、落伍者もなく、傷害も発生しないで、体脂肪量は減少し、有酸素性能力は向上し、筋力は増強されることが明らかにされたのである。

　この報告を参考にして、私（78歳当時）は、週2日を原則として筋力トレーニングを実施した。また、先に述べたように、「高齢者は運動刺激だけでなく、必須アミノ酸を含む栄養刺激が必要である」という指摘にしたがって、ロイシン1,000 mgを含むタンパク質2,500 mgの栄養補助食品（商品名アミノバリュー（大塚製薬））を毎日2袋ずつ服用した。

　その結果、実施する日数を重ねるにしたがって、負荷重量、反復回数、セット数とも増加した。この間、特に筋肉痛など異常を感じることはなかった。

　ベンチプレスの1RM（1回は持ち上げられる重量）は、41 kgから6週間で53 kgへと29 %、レッグプレスは111 kgから6週間で143 kgへと28.8 %、それぞれ大幅な増加が見られた。増加率は先の研究報告6週間後とほぼ同じ値だった。また、12週間が終了した時点では、ベンチプレスが57 kgへと39 %、レッグプレスが153 kgへと37.8 %増加した。

　その後、4カ月間同じ筋力トレーニングを実施し、ベンチプレスは61 kg、レッグプレスは165 kgへと、最終的にはそれぞれ初期値に比べ48.8 %、48.6 %増大した。このように70歳代後半でもうまく継続できれば、50 %近

く筋力が回復できることを実感した。

　無限に増大するはずはないと思いつつ、その後4カ月間プログラムをやや変更して継続した。週2日の頻度は変えず、セット数を4回と増やし、1セット目の負荷量から、プレートを1枚ずつ増やす変更をした。その結果、ベンチプレスもレッグプレスも、1RMの重量は増えることはなかった（図4-5）。

　このように、筋力トレーニングの効果は初期では急激だったが、しだいに鈍くなって最終的には維持する程度となってしまった。トレーニングすれば筋力は増強されるが、いくらでも強くなるというのではなく、上限がある。

♠ コラム：フレイルという状態

　2014年5月に、日本老年医学会は「フレイルに関するステートメント」を発表した。それによると、英語のFrailtyの意味する"虚弱な状態"を、日本では「フレイル」と表現するとしている。

　フレイルは、「高齢期に生理的予備能が低下することでストレスに対する脆弱性が亢進し、生活機能障害、要介護状態、死亡などの転帰に陥りやすい状態で、筋力の低下により動作の敏捷性が失われて転倒しやすくなるような身体的問題のみならず、知的機能障害やうつなど精神・心理問題、独居や経済的困窮などの社会的問題を含む概念である」と説明されている（表4-1）。

　私は、フレイルと健康寿命との関係をまとめてみた（図4-6）。多くの人は45歳から64歳まで、生活機能が徐々に衰えていくが、自立した生活を

表4-1　フレイル（虚弱）の判定基準

5項目中2つ該当で、フレイル前期、3つ以上該当で、フレイル
・最近、体重がはっきり減少した（3 kg以上）
・やる気が無くなり、疲れやすくなった
・活動（仕事、余暇運動など）量が減少した
・歩くスピードが低下した（秒速0.8 m以下）
・筋力（握力）が低下した（男26 kg、女18 kg以下）

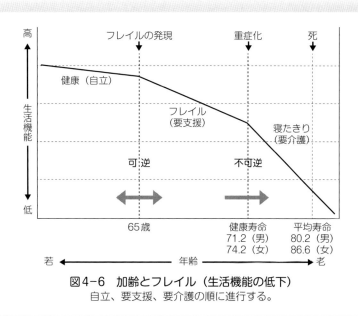

図4-6　加齢とフレイル（生活機能の低下）
自立、要支援、要介護の順に進行する。

送ることができる健康状態にある。個人差はあるものの65歳ごろフレイルが発現しはじめ、生活機能はそれまでよりもやや急激に衰えていき、ある程度の支援を必要とするかもしれない。健康な状態とフレイルな状態とは可逆的な関係にあり、個人が努力すれば、あるいは、治療が効けば、健康な状態を取り戻すことができる。

　2014年の厚生労働省の統計による、日本人の健康寿命である男性71.2歳、女性74.2歳ごろ、肺炎などの感染症に罹る、心血管系に発作が起こる、転倒するなどによって、重症化が進むようになる。そうなると、生活機能はさらに急激に衰え"要介護"、"寝たきり"の状態となり、平均寿命である男性80.2歳、女性86.6歳ごろ死を迎えることになる。この重症化した状態とフレイルな状態とは、不可逆的な関係でほとんど元に戻ることはできない。

4．健康寿命から死に至る10年間

　フレイルな状態から肺炎などの感染症、脳梗塞といった発作、転倒などが起因となって重症化が顕著になる。そして、寝たきり（要介護）状態となり、前にも述べたように平均寿命までのおよそ10年後に死を迎えるという事態を、私の例で予想してみる。

　80歳まで生きてきた私は、これまでの統計から推定して、死を迎えるまでの10年後には90歳になる。もちろん、そんなに長く生きられるとは今は思っていない。

　ほとんど毎日泳いでいた健康な77歳の知り合いの女性が、心筋梗塞の発作を起こしたと聞いた。週3日、1日に1,500 m泳いでいる私も、心筋梗塞・脳梗塞の発作は予期されるが、いつ起こるかを予測するのは困難である。

　ウォーキング指導に当たってきた元気な79歳の女性が、"がん"を告知された。幸い、10回にもおよぶ手術で、どうにか回復した。ウォーキング大会に参加し歩く習慣のある私も、すでに摘出した前立腺以外の臓器に"がん"が発生する可能性も高いだろう。

　今後、感染や発作などによって、体調不良が顕著になったとき、あるいは、新しく"がん"が見つかったとき、再び高額な治療を受けるかどうか迷うところである。仮に、治療を受けたとしても、その後高額な医療費・介護費を支払い続けられるのかが心配である。

♠ コラム：マスターズ・スプリンターのテロメアの長さ

　テロメア（telomere）は、遺伝子が収まっている染色体の両端にあって、染色体の末端を保護する役目を果たしている。人体にある数十兆個という細胞を構成するタンパク質は、常に分解と合成をくり返している。この新陳代謝を担っている遺伝子なので、年齢を重ねるにつれて保護してくれるテロメアが短くなってくる。このような観察から、テロメアの長さから、余命の長さをある程度予測できるとみなされている。

　マスターズのスプリント大会で際立って高い成績を残している11名のテロメアの長さが測定された。すべて男性で少なくても10年間以上はトレーニングを積み重ね、世界マスターズ・ランキング（60〜400mダッシュとハードル種目）の上位に入るエリートランナーたちで、年齢は40〜70歳である。比較対象者は、年齢がほぼ一致する普通の人たち10名である。

　血液中の血球の細胞から採取したサンプルから、テロメアの相対的長さが比較され、結果は興味を引くものだった。

　テロメアの長さは、明らかにスプリンターの方が長かった（図4-7）。これまで、若いエリート持久性アスリートのテロメアは、普通の人に比べ16％、あるいは、7.1％長かったと報告されている。今回のマスターズ・スプリンターのテロメアは、普通の人に比べ差が大きかったのである。その理由としては、一般的に年齢が若ければテロメアは長いので、ランニングをしている人としていない人との値に大きな差は生じない。しかし、今回の対象者が中高年齢層だから、ランニングを長く継続しているので、していない人に比べその差が広がったと推察される。

　このように中高年のスポーツ選手のテロメアが長いということは、日常的な身体運動の実践により、遺伝子を傷つける酸化ストレスから守る抗活性酸素能力が高められるからと推定されている。というのも、今回の対象者で観察された結果は、中高年になっても高いランニングパフォーマンスを保持している方が、テロメアの長さを保持している傾向にあったからである。25〜30歳のときの記録に比べ、現在の記録がどの程度低下したかを、10年間当たりの％で示すと、記録の低下割合が大きいスプリンターの方が、テロメア

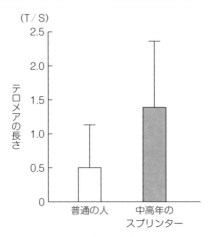

図4-7 テロメアの長さの比較（Simoesら、2017）
日常的にトレーニングするマスターズランナーのテロメアは長い。

の相対値が短い傾向にあった。さらに、同年齢の世界記録に比較して、割合の高い（世界記録に近い）スプリンターほど、テロメアの相対値が長い傾向にあった。

　今回対象としたスプリンターの週間トレーニングの内容は、柔軟体操に加えて、次の2つに大別される。①スピードに重きを置くスピード・ドリル、ショート・スプリント、ロング・スプリント、②筋力増強に重きを置く筋力トレーニング、パワー・トレーニング、さらに、ハードなスピードトレーニングの間に、呼吸循環機能を高める比較的スピードの遅いランニングを行っている。

　中高年になると、強い強度の運動をしなくなるが、余命、すなわち、テロメアの長さという観点からみると、強い強度の運動も取り入れるべきだということになる。ウォーキングの場合を考えると、ときどき速く歩いたり、坂や階段を上ったりといった強い運動も意識的に加えていくべきである。

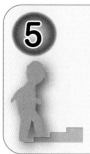

5　2本のポールを持っての ノルディック・ウォーク

1．ノルディック・ウォークのはじまり

　フィンランドを訪問したとき見た2本のポールを持ってのウォーキングを、日本へ紹介してから20年が経過した。とりあえずみんなで試してみようと、山形県鶴岡市の人たちに呼び掛けてみた。せっかくだから「国際」という名前を使ったらと、北欧4カ国の大使館の人たちに参加してもらうように計画し、「国際ノルディック・ウォーク大会 in 鶴岡」が実現したのである。

　問題は、ポールの調達だった。山形県にはスキー場があり、レンタルスキー用のポールを借り出すことにした。スキー用のポールの先端はとがっているから、海辺の砂浜を歩けばよいだろうと、海に面した湯野浜温泉を起点とするルートを設定した。

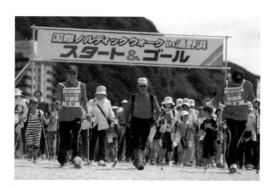

写真5-1　ノルディック・ウォーク（湯野浜での大会）
山形県湯野浜温泉の海辺の砂浜を歩く。

ほとんどがはじめての人なので、うまく歩けなかったが、歩いているうちに、上手にポールを使えるようになる人も出てきた。その後、20年近く経ち、300名以上参加した2017年には、ほとんどの人たちが、ポールを上手に使って歩けるようになった（写真5-1）。

　日本には、ポール・ウォーキング専用のポール・メーカーが4社ほどあるので、購入したいという人たちは、容易に手に入れることができる。

♠ コラム：ノルディック・ウォーク用ポール

　日本には、ノルディック・ウォーク用ポールを製造している企業は数社ある。スキー用ポールや高齢者向け杖の製作に当たっていた経験の上に工夫を重ねて、使いやすウォーキング用ポールが製造されている。ここでは（株）キザキが製造・販売しているポールを紹介する。

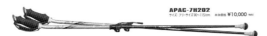

アルミ製ポール：90〜115cmと85〜105cmの範囲で長さの調節ができる（1組本体価10,000円）。

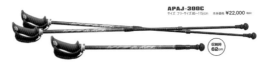

カーボン製ポール：85〜115cmの範囲で、3段階で長さが伸縮させることができる（1組本体価22,000円）。

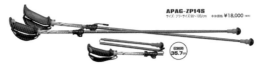

折りたたみ式ポール：90〜105cmの範囲で、35.7cmの長さに折りたたむことができる（1組本体価18,000円）。

写真5-2　ノルディック・ウォーク用ポール

全日本ノルディック・ウォーク連盟では、製品安全協会の審査に合格したポールに対して公認している。その判断基準とし、折れる、縮む、曲がる、というわかり易い視点から審査が行われている。大きくは、3つの種類に分けられる（**写真5-2**）。他に水中ポール・ウォーキング用ポールもある（後述、**写真7-7**）。

　ポールの長さは、目安としては「身長×0.63」であるが、自分の体型や歩き方によって変わるので、うまく調節するのがよい。特に、左右の脚の長さが違う人は、左右のポールの長さをそれぞれ調節する。

　その他に、下肢に障害のある人向けに、足先が絡まぬようにグリップ以下のところが湾曲しているポールがある。

2．ノルディック・ウォークの歩き方

　冬にクロスカントリースキーやアルペンスキーをやった経験のある人では、ストックの使い方に慣れている。だから雪のない普通の道を歩くときでも、両手に持ったポールをスムースに扱うことができるだろう。しかし、はじめての人にとっては、どうしてもぎこちない歩き方になってしまう。そういう人は、まず両手にポールを握って、地面に突かずにポールの先端を引きずるように腕を振って歩く（**図5-1**）。しだいに慣れてきたら、手を前へ振り出す直前にポールの先端で地面を突き刺すようにする。そして、だんだん腕をしっかり伸ばし力を入れて、からだを前へ押し出すようにするとよい。

　歩行が困難な人は、2本のポールを前につき、ポールをつくのと足を踏み出すのを、一歩一歩行う。ほとんど4点支持の状態なので、姿勢が安定する（**図5-2**）。慣れてきたらその動きを速くしていく。

　専用のポールはすでに広く売り出されており、長さの調節できるポールがあるので、購入したら、真っすぐ立ってひじを直角に曲げてポールを握り、先端がちょうど地面に届く長さに調節する。

　2本のポールを使ってのノルディック・ウォークは、ポールで体重の一部

54 　5　2本のポールを持ってのノルディック・ウォーク

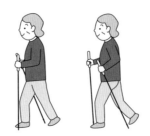

図5-1　はじめての人のノルディック・ウォーク
ポールを引きずるように前へもっていく。

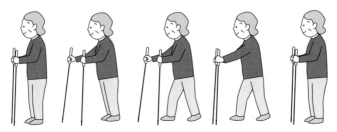

図5-2　高齢者のノルディック・ウォークの基本
歩行困難者は、まずポールを前について歩く。

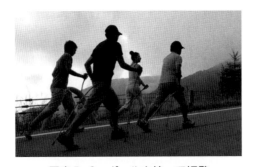

写真5-3　ポールを持って坂登
ノルディック・ウォークは、坂を上るとき有効である。ポールをやや後ろについて、力をいれる。

を支えるので、足や膝への負担は25％程度軽くなる。つまり、太った人や下肢にやや障害のある人でも、かなり速く歩くことができる。

　また、坂道では、腕の力が補助してくれるので、楽に登れるようになる（写真5-3）。山登りをする人たちも、最近は両手にポールを持っているのを

見かけるようになった。

　オフィスなどでコンピュータを使うような人には、両腕を交互に動かすことになり"肩こり"の解消にもなるだろう。

3．ノルディック・ウォークの普及

　ストックを両手に持って歩くノルディック・ウォーク（ポール・ウォーキング）は、過去20年間に著しく人気を得るようになった（写真5-4）。このウォーキングは、普通の人が行えば運動量が20％近く増加すると報告されている。加えて、歩行困難になった人が利用することによって、歩行能力の回復がみられるという結果が、臨床的に明らかにされた。つまり、1つは普通の人が行う方法と、もう1つは歩行困難な人が行う方法とが提案されている。

　日本には、ポール・ウォーキング関連団体が3〜4つあって普及を図り、たくさんの人たちが実践している。中でも、私が会長を務める全日本ノルディック・ウォーク連盟では、歩行困難者にもすすめてきた。例えば、股関節に障害のある人たちに、ポール・ウォーキングを指導する。そういった人たちが歩けるようになったら、季節ごとに景色のよいところへバスで連れて行き、自然の中を歩く楽しさを味わってもらっている（写真5-5）。

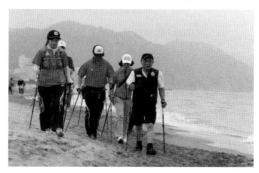

写真5-4　浜辺を歩く
自然の中でのノルディック・ウォーク。ポールを持つおかげで脳は活性化するし、気晴らしとなる。

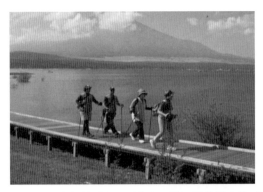

写真5-5　障害者が歩く（富士五湖の遊歩道を歩く）
下肢の関節に少々障害があっても、ポールをもって練習すれば、歩けるようになる。

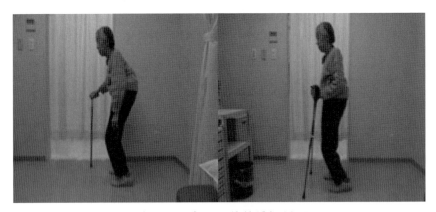

写真5-6　ポールで姿勢が良くなる
（日本市民スポーツ連盟会長：川内基裕先生提供）
2本のポールを持つと、不思議に直立姿勢を取るようになる。

　また別に、前かがみになりがちな高齢者が、両手にポールを持ってからだの前面につくことで、姿勢を真っ直ぐに保って歩けるようになる。そのような劇的な変化に、かかわった医師や理学療法士たちが驚いている（写真5-6）。歩行が困難になりかかった高齢者にとっては、両手にポールを持つことで姿勢が安定して歩けるので、歩行能力回復に有効である。

♠ コラム：雪上かんじきウォーク

　山形県鶴岡市の市民にウォーキングをすすめて25年という年月が過ぎた。今では「てくてく健康里山あるき」のイベントが、年間25回開催されるようになり、市民の間にウォーキングはすっかり根づいた。25回のうち雪で歩けない冬季に、"かんじき"を履いての雪上ウォークを2回行ってきた。2018年の2回目は、3月18日快晴の下、湯殿山スキー場で開かれた。

　丸森山近くの日本海が眺められるビューポイントまでの標高差800mのうち、最初の700mまではスキーリフトで登る。そこで"かんじき"を履き、標高差100mほどを歩いて登る。雪のない時期はやぶで歩けないところを、ほとんど直登する。脚の力と腕の力でストックを押して登る全身運動であり、しだいに汗が出てくる。しかし、ふと周囲に目を向けると、"かもしか"や"うさぎ"の足跡があり、雪原を横切っているのをときどき見かけ、自然の中を歩くことを一層楽しませてくれる。

　帰路はスキーコースに沿って、標高差500m近くを下りる。距離約5km、2時間30分の雪の上のウォーキングである。

　歩き終わって山菜とキノコの具の味噌汁とおにぎりの昼食、参加者の皆さんに満足してもらえた（**写真5-7**）。

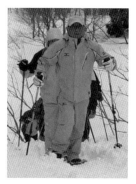

写真5-7　雪上ウォーク（かんじきウォーク）

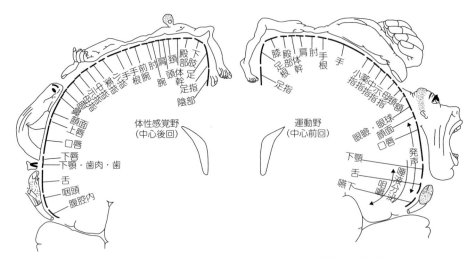

図5-3　ペンフィールドの人体図：運動野および感覚野の体部位局在
（PenfieldとRasmussen、1950）

4．手を使うので、大脳のはたらきが活性化する

　頭部に外傷を負った人に見られる神経機能障害の部位や、いろいろなところの皮膚を刺激したときの脳の反応から、運動や感覚に関わる機能が特定の部位に存在することがわかってきた。これは大脳の機能的局在と呼ばれている。

　身体運動を遂行するのは、脳の前頭葉と呼ばれる部位にある第一次運動野である。また、感覚を受け止めるのは、脳の頭頂葉と呼ばれる部位にある第一次感覚野である。この様子をわかりやすく表したのが、有名なPenfieldの人体地図である。からだを動かしたり、からだのあちこちからの感覚を受け止めたりする、脳の部位を人体の部分図で描いている。腰、脚、足に比べ、肩、ひじ、前腕、手が占める脳の面積が大きい（図5-3）。

　陸上を普通に歩くだけだと、脳が活性化する運動野の部分は少ないが、ポールを手に持って歩くと、一歩一歩、手、腕、肩など上肢を動かすことになり、

脳の運動野のたくさんの細胞が活性化する。

　また、歩くことで足の裏は地面からの反力を感じ取るが、ポールを持って歩けば、足の裏ばかりではなく、ポールを突くたびに指、手、腕、肩などが力を感じ取るので、感覚野の細胞がそれだけたくさんの刺激を受け活性化する。このことから、ポールを使って歩けば、脳の細胞はエネルギーをたくさん消費するようになり、血流量が増える。

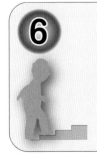 高齢者が陥る脳の不具合

1. "ぼけ"は、薬で封じることはできない

「日本における認知症患者の総数は420万人を超え、社会的損失は14.5兆円に達し、その対策は焦眉の急である。認知症の60％はアルツハイマー病によると考えられ、高齢化の進展とともにその発症は増加している」と報道された。

別な報告では、85歳以上の55％の人たちに認知症が見られ、その後加齢とともに認知症の人の割合は増えることが明らかにされた（図6-1）。

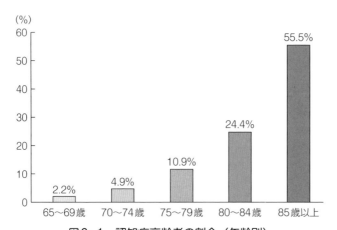

図6-1　認知症高齢者の割合（年齢別）
（日本における認知症の高齢者人口の将来推計に関する研究（平成26年度厚生労働科学研究費補助金特別研究事業）より算出）

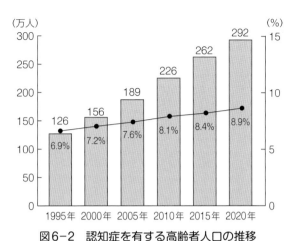

図6-2　認知症を有する高齢者人口の推移
(厚生省：痴呆性老人対策に関する検討会報告．1994.)
高齢者人口の増加とともに認知症の患者数は増える。
%は65歳以上の老人人口に対する痴呆性老人の出現率

　寿命の延長とともに高齢者が増え、"認知能力が低下"する人、"認知症"を患う人が増加し続けている。認知症はいろいろな原因で脳の一部の細胞が死んでしまったり、はたらきが悪くなったりしたために、さまざまな障害が起こり、生活上で支障をきたす症状をさす。そして、その状態を元に戻す確かな治療法は今のところない。

　「iPS細胞、良薬を見つけた？」という見出しの記事が掲載された（朝日新聞、2017/11/22）。しかし、3種の薬併用によって、アルツハイマー病患者の脳に蓄積が見られるアミロイドβの産生を、平均で30％程度減らせるという成果に過ぎない。特効薬が見つけ出されるまでには、まだまだ相当の年月がかかると考えられる。

　"認知症"は、医療費・介護費の経済的負担を増やすばかりでなく、認知症に罹かるのを脅え心理的不安定な状態に陥る高齢者の増加を招いている。早急に対応が迫られている国家的重要課題である（図6-2）。

2．ウォーキングをすすめて、徘徊高齢者が増えたのか

　私は、日本ウオーキング協会の役員を約20年間務めた。その間、日本中の人びとにウォーキングの実践をすすめてきた。もちろん、子どもがじょうぶに育つように、成人が元気にはたらけるようにと、高齢者だけを対象としてきたわけではない。しかし、高齢者人口が増加するにつれて、健やかに老いるためには、ウォーキングは手軽で有効であるとすすめてきたことは確かである。

　折から認知症を患う人口が増加したこともあって、認知症予防に効果があるという世界各国の研究成果を参考にして積極的にすすめてきたのである。日本においても、認知症を専門とする研究者は、「知的活動、社会交流、適度の運動、適切な食事はアルツハイマー型認知症の発症リスクを減少させる」と述べている。

　2013年中における行方不明者の状況を、警察庁が公表した。捜索願が提出された総数は83,948名、その中で認知症または認知症の疑いにより行方不明となったと申し出のあった人は、10,322名であった。届け出された人数が1万人を超えたということは、大げさに見れば徘徊気味で周囲の人たちを困らせている人は、その100倍近くはいると推定される。周囲のたくさんの人たちが、迷惑を被っていることは確かである。

　88歳の母親が深夜徘徊し、何度も保護されたという記事が新聞に掲載されていた。ともに暮らす66歳の娘は、心身の限界を感じて介護施設を探したが、家で一緒に暮らすことにしたという。

　しかし、愛知県の認知症の男性（91歳）が徘徊して列車にはねられ死亡したという報道を知って、心配が高まったという。名古屋地方裁判所は親族に、720万円の損害賠償の支払いを命じた。しかし、名古屋高等裁判所では遺族の監督責任の限界を認め、359万円に減額して支払いを命じたと報道された。

　徘徊を恐れるために、歩ける高齢者を毎日ベッドに縛り付けたり、睡眠薬を服用させたりして寝かすことは、人の尊厳という点から止めるべきである。

だからといって、歩けない高齢者を増やすことは、長い老後の人生の質を低下させる。

徘徊高齢者を少なくするために、高齢者にウォーキングをすすめるのを止めることは、本末転倒といわざるをえない。高齢者にウォーキングをすすめてきた私は、難しい課題に直面したのである。

3．運動する人は、脳の萎縮の進行が遅い

先に説明したサルコペニア、フレイルに加えて、高齢者がもっとも恐れるのは認知症に罹ることである。脳梗塞などによって発症する場合を除いて、認知症の発症はゆっくりと現れ自分では気づくのが難しいからである。

脳の萎縮が、認知能力や学習能力の低下と関連していることはよく知られている。その極端な場合がアルツハイマー病といわれ、加齢とともに脳の萎縮が進行する。例えば、脳を構成する灰白質部分は、20歳代から70歳代にかけて約15％減少すると報告されている。

また、正常な高齢者を6年間追跡した研究では、脳の萎縮していくスピードと認知能力が低下していく割合とが関連していることが明らかにされた。つまり、認知能力の低下を防ぐ最善の方策は、脳の萎縮を抑えることであるといえる。

一方、からだを動かすことは、記憶をつかさどる"海馬"と呼ばれる部分の細胞を再生させるとことは、動物実験によって証明されている。人間においても、同様に脳内の神経細胞を、再生させるという観察結果が報告されている。

そして、「心血管系を活動させる全身運動は脳の萎縮を防ぐ」とされる研究が、最近たくさん報告されるようになってきた。横断的研究では、よく運動する高齢者では、前頭葉部分の組織が大きいことが報告されている。また、縦断的報告でも、よく運動していれば、高齢者になった際の認知能力が低下していく危険性が低いといわれる（写真6-1）。

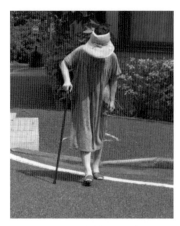

写真6-1　高齢女性が歩く
とにかくからだを動かそう。歩かなければ歩けなくなる。歩けなくなれば寝たままになる。

4．前頭葉の萎縮と運動習慣

　このような背景の中で、運動する程度と脳の萎縮の進行スピードとの関係を8年間追跡した愛知県の国立長寿医療研究センターの研究成果が、2012年報告された。MRIという装置を用いて脳の写真を撮影し、14枚の断面画像から脳の萎縮の程度が判定された。最初の測定は2000年4月から2002年5月までで、2回目は2008年7月から2010年7月までだった。萎縮の程度は、次の4段階に分類されている。
　①萎縮がみられない
　②わずかに萎縮している
　③中程度萎縮している
　④かなり萎縮している
　そして、最初の判定から2回目の判定で、数字が増えた人たちを萎縮が進行した、数字が変化しなかった人たちを萎縮が進行しなかったと、2つの群に分類している。

最初の測定が行われたとき、装着した加速度計によってからだが動く程度が7日間にわたって測定された。具体的には、1日当たりの安静時を含めた全エネルギー消費量、運動したときのエネルギー消費量、歩数である。そして、最大値と最小値を除いた5日間の平均値を算出している。

　8年間の追跡期間に前頭葉部分の萎縮が進行した割合は、男性で14.4％、女性で8.9％であった。そして、萎縮が進行した人の割合は、50歳代から70歳代にかけて増加傾向にあった。

　前頭葉部分の萎縮が進行しなかった人たちは、男性、女性とも、進行した人たちに比べて1日当たりの全エネルギー消費量は、明らかに多い傾向にあった。年齢、BMI（肥満指数）、教育歴、既往症、喫煙の有無、飲酒習慣などを考慮して、運動習慣が前頭葉部分の萎縮を進行させる危険性を統計処理して算出すると、次のような結果となったと報告された。

　男性では、1日中の運動（エネルギー消費）量がもっとも多い人たちに対して、もっとも少なかった人たちの危険度は3.4倍、同じように歩数のもっとも多かった人たちに対して、もっとも少なかった人たちの危険度は3.6倍、それぞれ高くなると推定された。

　エネルギー消費量がもっとも少ない143.2 kcalという値は、体重が62.5 kgの人がちょっと速く歩く程度の運動（4メッツ）を33分間実施するのに相当するとして、1日にやや軽い運動を30分間以上実施するか、5,700歩以上歩くのが、脳の萎縮の進行を抑えるのに重要だと報告者たちは述べている。

　このように、ある限定された地域に住む774名の中高年齢者を対象とした8年間の追跡調査は、日ごろの運動実践が前頭葉部分の萎縮の進行を抑える上で重要であることを明らかにした。予想以上のスピードで認知症患者の数が増加している日本では、中高年齢者に対して積極的に運動をすすめる施策が重要であると主張したい（図6-3）。

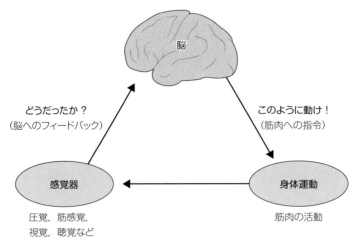

図6-3 運動と脳の活性化
運動の遂行は脳を双方向に活動させる。

5．脳の活動を支える血流

　脳細胞は複雑な機能を保持するため、絶えずエネルギーを必要とする。しかし、脳は、エネルギー源である酸素とグルコースをほとんど備蓄できない。だから、エネルギー源は、絶えず血液によって運び込まれているのである。しかし、ある程度の時間は持ちこたえられるように、安静時であっても常に必要とする量の2～3倍の酸素が脳へ供給されている。

　運動の遂行や感覚受容器からの情報の受容で、大脳皮質の活動が盛んになる部位では、神経細胞の電位変化や神経伝達物質の合成などのはたらきが活発になり、安静時に比較して運動中は多量のエネルギーを必要とする。このエネルギーの補給のため、活動部位への局所的な血液量が増加し、細胞で消費される酸素とグルコースが補充される。

　ところが、活動時の脳で酸素を摂取する率は、増えた脳血流量からの10～30％である。安静時と同じように、活動時でも需要量よりも多量に供給

がなされている。これはアンカップリングと呼ばれている。

このように、脳では血液に含まれる酸素とグルコースの需要と供給のバランスは供給の方が多いのである。高次の活動を託された脳が、進化の過程で獲得した生命保持の補償機構であるといわれている。

6．運動すると脳の血流量は増える

大脳皮質の主な活動は、運動を遂行する運動野のはたらきと、受容器からの感覚刺激の処理という感覚野のはたらきである。脳を上から見て中心溝の前方に当たる前頭葉にあるのが運動野、後方に当たる頭頂葉にあるのが感覚野である。この運動野と感覚野は、脳を取り巻くようになっていて、大脳縦列で左半球と右半球とに分かれている。左右の半球に分かれた運動野と感覚野がつながっているのは、左右逆となるからだの半分ずつ（右半身と左半身）である。

例えば、次のような実験報告がある。「右手の筋肉の収縮によって左側の中央大脳動脈血流速度を19％増すのに対して、右側の血流速度は4％増やすに過ぎない」。つまり、運動すれば、それに対応する反対側の部位の脳血流量が増加する。

解剖学的にみれば脳への血液は、左右の内頸動脈と椎骨動脈という4つの動脈によって運び込まれる。内頸動脈経路は、脳内に入り大脳皮質をはじめとする高次の機能を有する部分へ枝分かれしている。他方、椎骨動脈経路は、脳幹・延髄・小脳・脊髄など生命維持にかかわる部位へ枝分かれしている。いくつかの研究結果から、運動強度が上がれば、それだけ中央大脳動脈平均血流速度と内頸動脈平均血流量は、運動が最大酸素摂取量の60～67％に至るまで増える傾向にあることが報告されている（図6-4）。この図から読み取ると、運動すると安静時から血流速度、血流量ともに平均して、それぞれ18％、10％増加する。しかし、あまり強い運動では、脳血流速度と量の増える割合は13％、7％へと減少する。

脳の血流量が増える背景には、心臓による血液の拍出量の増加と、動脈血

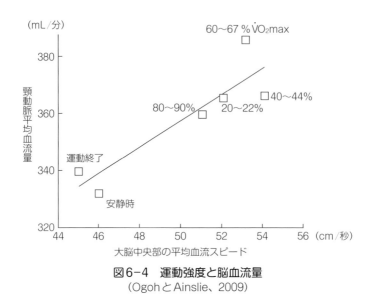

図6-4　運動強度と脳血流量
（OgohとAinslie、2009）

中の酸素分圧の低下と二酸化炭素分圧の上昇とが、主な要因としてあげられる。

　脳への平均血流量の増加は、心臓による1回の拍出のたびに血流量は増減し、反復して脳血管壁へより強い圧刺激を与える。この刺激は、生体の一般的反応から見れば、血管を構築する平滑筋への適当刺激となり、脳血管の健康（柔軟さ）を保持するためには有効と推察される。

　すでに述べたように、運動すれば脳での代謝が増加し、脳の活動部位でのエネルギー代謝に必要な酸素を供給するため、脳への血流量の増加が必要となる。そして、運動をすれば心臓の拍動に応じて脳血流は増減し、血流を変動させ脳動脈壁へ圧刺激を与える。このような反復刺激は"認知症"の原因とされる、細い脳動脈で起きるラクナ梗塞、太い脳動脈で起こるアテローム性血栓梗塞の予防につながる可能性があると考えられる。

♠コラム:運動実践が認知能力低下の進行を抑えるという研究報告

その1.
フランスの研究者たちは、60～76歳の高齢者を、
- エアロビック・トレーニング群
- メンタル・トレーニング群
- エアロビック+メンタル・トレーニング群
- コントロール群

との4つに分けて比較検討している。エアロビック・トレーニング群は、2カ月間週2日の頻度で、速足のウォーキングを1日に40分間実施した。メンタル・トレーニング群は2カ月間週1日の頻度で、脳のはたらきを活性化させるトレーニングを1日に90分間実施した。

その結果、最大酸素摂取量(持久力の指標)はエアロビック・トレーニング群とエアロビック+メンタル・トレーニング群で、12%と11%にそれぞれ増加した。また、コントロール群では見られなかったが、論理記憶、対連合学習、記憶指数は、他の3つのトレーニング群で有意に向上した。面白いことにメンタル・トレーニング群よりも、エアロビック+メンタル・トレーニング群の方が向上の度合いが大きかったということである。このように、エアロビック・トレーニングは、認知機能の向上をもたらすと結論されている。

その2.
平均年齢64.7歳の高齢者を
- 退職せず仕事を続ける群
- 退職したが身体活動量が多い群
- 退職して身体活動量が少ない群

の3つに分け、脳の血流量を4年間追跡した結果が報告されている。それによると、退職時には差が見られなかったにもかかわらず、その後の3年間に"退職し身体活動量が少ない群"の脳血流量は年々減少し、3年後には他の2つの群より明らかに減少していた(図6-5)。

また、認知テストの成績も運動しなかった群は、他の2つの群に比べ明らかに低下していた、と報告された(図6-6)。このように、高齢になって退職といった大きなライフスタイルの変化があっても、運動実践という習慣が

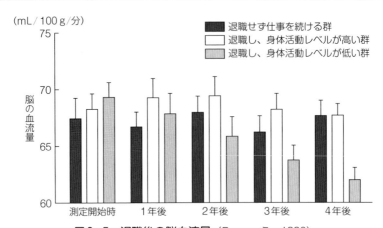

図6-5　退職後の脳血流量（Rogersら、1990）
退職し身体活動レベルの低いグループのみ、時間経過とともに脳内血流が有意に減少した。

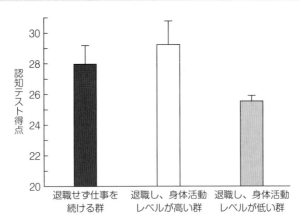

図6-6　認知能力の低下（Rogersら、1990）
退職し身体活動レベルの低い人たちの認知テストの得点は低かった。

あれば認知能力を保持できることが示唆された。

その3.

65歳以上の白人女性の1週間に歩く距離と、ミニ・メンタル検査と呼ばれる認知テストの成績の低下率との関係が調べられた。

対象となった人は5,904名であった。ミニ・メンタル検査とは、注意力、言語能力、記憶能力など総合的に認知能力を判定するもので、0から30点の範囲で採点される。最初から26点以下の人は除外し、6～8年後の検査で3点以上低下した場合を「認知能力が低下した」とみなした。

この人たちの歩く習慣を聞き取り、1週間の歩く距離に基づいてそれぞれが1,500名ぐらいになるように4等分した。歩く距離は、1日当たり①0～150m、②526～1,120m、③1,143～2,560m、④2,583～15,360mで分けた。

その結果、6～8年後の2回目の検査では、歩く距離がもっとも短い①の人たちの中で24.0％に認知能力の低下が見られた。それに対して、歩く距離の長い③と④の人たちの中で認知能力の低下が見られたのは、それぞれ17.6％、16.6％だった。

このように、高齢になるにしたがい認知能力が衰えていくが、日ごろ長く歩く習慣のある人の方が認知能力の低下する人の割合が少ない傾向がわかった（図6-7）。

その4.

ハワイ在住の日系男性の認知症発症の危険度を6年間観察した結果では、1日に2マイル（約3km）以上歩いている人の方が、4分の1マイル以下（約400m）しか歩かない人に比べ、危険度が44％低かった。

その5

スウェーデンの75歳以上の認知症を患っていない男性776名について調べ、身体的に活動的な人は、そうでない人に比べ、発症する危険度は39％低いと報告された。

効果の機序を明確に説明することはできないが、上記以外のたくさんの研究報告を参考にすれば、「身体運動は、加齢がもたらす"認知能力の低下"、"認知症の進行"を30～50％抑えることができる」と結論できる。

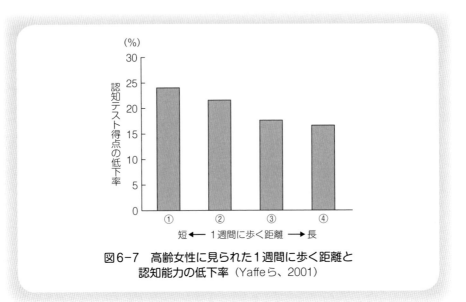

図6-7　高齢女性に見られた1週間に歩く距離と認知能力の低下率（Yaffeら、2001）

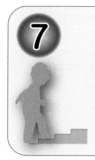

⑦ 浅いプールの中で歩く：水中ウォーキング

1. 水中ウォーキングのはじまり

　普通の人たちが健康・体力の保持増進のために行う、ウォーキング、ランニング、筋力トレーニング、エアロビック・ダンス、アクアビクスなど、ほとんどがアメリカで流行り、日本へもたらされた。ところが、アメリカにあるプールのほとんどが、背の立たない深さなので、水中を歩くという運動は行われていなかった。その代り、ライフジャケットを身に着けて、深いプールでのジョギングが行われていた。

　その点、日本のほとんどのプールは、120 cm ぐらいの深さであり、歩くことができる。そこで、私が編著者の一人となった 1986 年出版の「高齢者とスポーツ」（東大出版会）という本の中で、次のように紹介した。「水中運動は、これからの高齢者向きのスポーツ・プログラムには必須な項目として取り込まれるべきである。この際には、高齢者の多くが、水泳と水中運動を混同している点、水を恐れる点、水着の着用に抵抗を感じる点などを、うまく説明する必要がある。」

　その後、NHK の朝の番組で何回か取り上げてもらって普及しはじめ、現在では公営、民営を問わずほとんどのプールには、水中ウォーキング専用のレーンが設けられるようになった。また、高齢の女性用の水着も、着脱がしやすいように、上下がセパレーツになり、上着は前開きとなりチャックで締めることができるようになった（写真 7-1）。

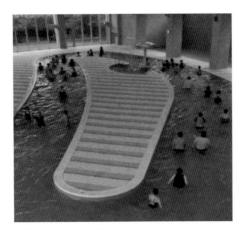

写真7-1　回流するプールでの水中ウォーキング（山形県鶴岡市）

2．水中ウォーキングの特徴

　ウォーキングが健康の保持によいからといっても、下肢に不具合のある人は実践するのが難しいだろう。また、普段は歩いていても足腰に痛みがあったりすれば、からだやこころに効果をもたらすほど十分な距離を歩くことができない。

　そんな人には、浮力によって下肢の関節に負担があまりかからない水中でのウォーキングがすすめられる。幸い、最近では室内温水プールを所有する市区町村が増えてきた。また、民間のスイミング・クラブやフィットネス・クラブにあるプールも利用することができる。雨が降ったり、風が強く吹いたり、気温が高すぎたりといった悪天候でも、室内温水プールは快適に運動ができる。

　ただし、水中ウォーキングをするには、ちょうどよい水深がある。深すぎれば顔全体が水面上に出ないで呼吸するのが難しくなり、からだが浮きすぎて、歩きづらくなる。逆に、浅すぎれば、足や腰への負担が増えてしまう。水面が、お腹から胸の高さぐらいになるぐらいがちょうどよいだろう（**写真7-2**）。

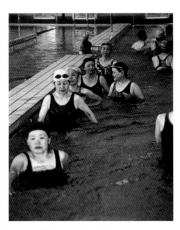

写真7-2　だれでもできる水中ウォーキング
(東洋英和女学院大学・アクアセンター)

水中で運動することの特徴は、次のようにまとめられる。
※水の中では、浮力がはたらいてからだが浮きやすくなるので、骨や関節が受ける負担が少ない
※空気に比べ密度が濃い水の抵抗は大きく、水中での運動は強い抵抗に逆らって行うことになるので、いろいろな筋肉を鍛えることができる
※熱伝導率の高い水の中に入ると、皮膚を通してからだからたくさんの熱が奪われるので、体温を保つために代謝が高まり、皮膚の血管が収縮するなど、体温調節機能の向上が期待される
※胸部に水圧がかかるので力を入れて呼吸するため、呼吸機能の向上が期待される

3．水中でのいろいろな歩き方

水中では浮力があるため陸上ではやりにくい歩き方が可能で、いろいろな筋肉を鍛えることができる。まず、"もも上げ歩き"をする(図7-1)。膝をできるだけ高く上げ、足の裏で水を踏みつけるようにして歩く。おしりの

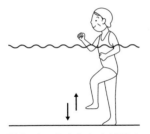

図7-1　水中もも上げ歩き

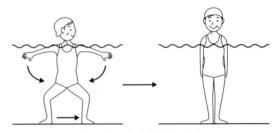

図7-3　水中横向き歩き

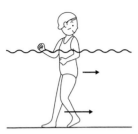

図7-2　水中後ろ向き歩き

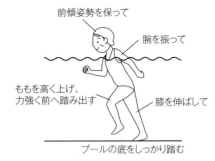

図7-4　水中ウォーキングの基本姿勢

筋肉を活動させることができる。

　次に、"後ろ向き歩き"をする（図7-2）。陸上ではうまくできないが、水中では安定した姿勢で後ろ向きに歩ける。ときどき顔を後ろに向けて、安全を確認しながら歩く。

　また、"横向き歩き"をする（図7-3）。横向きになって左右の足を開いて、肩の線が水面にくるくらい膝を曲げて立ち、両腕は左右に広げる。その姿勢から、手のひらを下方へ下げながらからだを伸び上げるようにして、前方の足へ後方の足を近づける。続けて、両腕を広げ、前方の足を横へ広げ、ひざを曲げる。ももの横の筋肉や腕の筋肉を鍛えることになる。

　心臓を適度にはたらかせる主運動としては、陸上でのウォーキングよりも上体をやや前傾し、腕を振って速めに歩く（図7-4）。水の抵抗があるので、陸上で歩くのと同じスピードで（よりゆっくり）歩いても運動としての強度は高くなる。

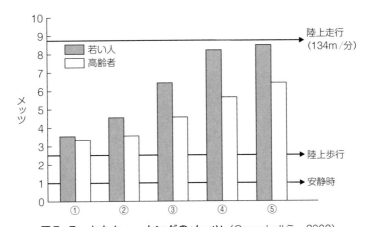

図7-7 水中ウォーキングのメッツ(Campbellら、2003)
水中ウォーキング(上肢の運動を加える)の運動強度を、①から⑤へ増大させたときのメッツ。

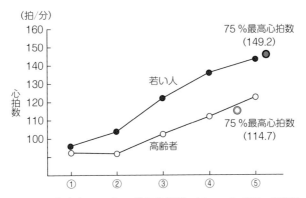

図7-8 水中ウォーキングの心拍数(Campbellら、2003)
水中ウォーキング(上肢の運動を加える)の運動強度を、①から⑤へ増大させたときの心拍数。

①腕を水面上に浮かせ動かさないで、普通のペースで歩く
②腕を両サイドに垂らして水中を自然に振りながら普通のペースで歩く
③腕を強く振り、歩幅を広げるようにやや速く歩く
④腕を水中で上下に動かし、脚はジョギングスタイルで歩く
⑤水面近くで平泳ぎのように腕をかきながらジョギングする
結果をみると、①から⑤にかけて、運動強度(メッツ)は、若い女性でも

高齢女性でも増加していた（図7-7）。同じように、心拍数も若い女性では144拍/分へ、高齢の女性では124拍/分へそれぞれ増加していた（図7-8）。

このように、③の腕を強く振り歩幅を広げるようにやや速く歩くときの心拍数は、最高心拍数に対して若い女性で66.3％、高齢の女性で65.6％になるので、この段階での歩き方でも"ねばり強さ"向上のために効果があると判断できる。

5．水中ウォーキングの減量効果

肥満した人が、減量や体力向上のために陸上でウォーキングを実施することは、下肢関節に障害をもたらす危険がある。もし関節に痛みを覚えれば減量の効果が現れる前に、ウォーキングを断念することになってしまう。そこで、体重が負荷とならない水中運動が、肥満成人にはすすめられてきた。

スイムミル（流れるプール）を利用して、陸上でのウォーキングと水中でのウォーキングの減量効果が比較検討された。

スイムミルは、モーターによって水の流れるスピードが0～200 m/分まで変えられる。水深は、水面が胸部の第四肋間にくるように個人に合わせ、運動強度はトレッドミルと水流のスピードを変えることによって調節できる。

対象となった人は、運動習慣のない過体重、あるいは、肥満した男性25名、女性32名の計57名である。平均値でみると、年齢44歳、体重90.5 kg、BMI 30.5、体脂肪量39.5％である。

57名は、水中ウォーキング群（28名）と陸上ウォーキング群（29名）とに分けられ、週3日の頻度で12週間トレーニングを実施し、トレーニング強度と量は2つの群間に差のないようにした。

トレーニング（エネルギー消費）量は、1週目の250 kcalからはじまり、1週ごとに50 kcalずつ増加させ、6週目には500 kcalまで増加させた。残りの6週間のトレーニング量は2度目のテスト結果から求めた500 kcalを保持した。

なお、トレーニング期間中は、すべての対象者に処方されたトレーニング

以外には特別な運動はしない、また食事の内容を大きく変えることのないように求めた。

その結果、水中ウォーキング群と陸上ウォーキング群とでは、除脂肪体重（LBM）の変化以外の測定項目に有意差は認められなかった。水中ウォーキング群の平均変化は下記の通りである。

※最大酸素摂取量：26.91 から 30.17 mL/kg/分へ増加
※体重：90.3 から 89.6 kg へ減少
※BMI：29.9 から 29.4 へ低下
※体脂肪量：33.7 から 32.8 kg へ減少
※除脂肪体重：51.9 から 52.5 kg へ増加

このように、12週間の水中ウォーキングは、陸上でのウォーキングと同じように、体力向上、体脂肪量の減少に効果をもたらすことが明らかにされた。

6．水中ウォーキングは、脳の機能の向上をもたらす

アメリカの研究者たちは、論文の冒頭において次のように述べている。「陸上ウォーキングに比べ水中ウォーキングは、衝撃を和らげ水の抵抗を受けるので、関節での筋骨格系への負担を軽減し、急性的なそして慢性的な望ましい生理的適応をもたらす。また、からだが水中に入ることで、血液がからだの中心部に集中するため、心臓機能の効率が高まりいろいろな組織・器官への血液の還流が増加する。さらに、浮力によって体重支持が軽減され、歩行困難者にとって水中ウォーキングは歩行能力回復の有効な手段となる。事実、水中歩行は脊髄損傷や脳卒中患者のリハビリテーションとして利用されている。」続けて次のように述べている。

「水中ウォーキング実践の積極的な効果は、骨関節炎のような関節障害や冠状動脈疾患のある人たちにも認められる。また。水中ウォーキングは力学的負担が軽減されることから、怪我したアスリートの現役復帰に向けた呼吸循環系機能の保持に有効である。このように、健康な人から疾病がある人まで、多くの人たちにとって、水中ウォーキングは効果的な運動プログラムと

いえる。これまで、水中ウォーキングと陸上ウォーキングとの相違についての研究は、呼吸循環系機能に焦点が当てられてきた。一方で、脳血管系の反応についての研究は、ほとんど行われていない。もし、脳血管系機能、健全な脳機能の保持のための治療法として、水中ウォーキングが有効であるとすれば、明らかにされるべきである。」

さらに、「すでに、規則的な運動実践と呼吸循環系の優れた機能とが、脳の血流量とその制御に深くかかわっていることが明らかにされている。例えば、運動実践は、加齢による脳の血流量の減少を抑えることや神経細胞の変性疾患（認知症）の発症を延伸させる。しかし、健全な神経系を保持する上での水中運動の効果を実証する研究はない。例えば、どのような運動様式、強度、継続時間が適当であるかは不明である。」

7．水中運動中の脳血流量の測定

そして、前述のアメリカの研究者たちは、成年男女（平均年齢27歳）11名を対象にして、2分ごとの漸増5段階負荷試験を実施した。陸上および水中ウォーキング中の大脳の左右中央部の血流速度と心拍数を測定した。

その結果、安静時の中央大脳動脈平均血流速度は、水中の方が明らかに速く、安静時をベースにした脳血流速度の変化は、いずれの負荷でも水中歩行の方が大きかった。また、水中ウォーキングでは4分目からは運動強度が増しても脳血流速度が同じレベルにあり、陸上ウォーキングでは運動強度が上昇するにつれて脳血流速度は増加していた（図7-9）。心拍数の変化量は、運動強度が増すにつれ大きく、いずれの運動強度でも陸上ウォーキングの方が明らかに大きかった。

また水深を大腿部中央、腰部、胸部の高さにして、一定スピードで水中を歩くときの中央大脳動脈平均血流速度と心拍数を測定した。その結果、水深が深くなるにつれ心拍数は減少するが、脳の血流量は変わらなかったという。

結論として、「水中ウォーキングは、運動強度にかかわらず、特に低い強度であっても脳の血流量を増加させる。この血流量の増加は、血流による脳

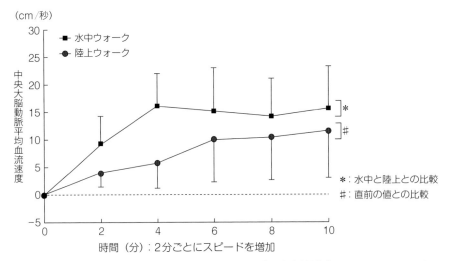

図7-9　水中ウォーキングと陸上ウォーキングの脳血流速度（Parfittら、2017）
水中ウォーキング中の時間経過にともなう中央大脳動脈血流速度の安静時に比べての変化を示す。

血管壁への力学的刺激を引き起こし、運動がもたらす脳の健康の改善に関連する適応といえる。」と述べている。

8．水中ポール・ウォーキング

　ウォーキングが浮力によって体重という負荷を軽減させ、下肢の障害や歩行が困難になった人むけによい運動であることは説明した通りである。ところが、水の中ではからだが不安定になるため、はじめての人にはプールサイドにつかまって歩くよう指導する。

　そこで、グリップ部分が水面上に浮かぶポールを作製した。ポールの下部は重量のある素材を使い、上部はやや太く空気を入れた、魚釣り用の"浮き"の構造にした。全体の重量は300ｇから500ｇになる。陸上では重く感じるが、水中へ入れるとそれほど重く感じない。また、ポールは固くしっかりしているので、安心してプールの底へつくことができる（**写真7-3**）。

　ところが、水中でポールを前へ持っていこうとすると、水の抵抗を受けて

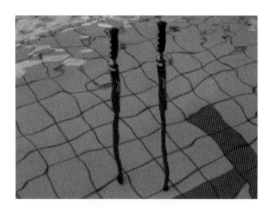

写真7-3　水中ポール
水中からグリップ部分が浮かび、高齢者でも容易に握ることができ、安定した姿勢が取れる。

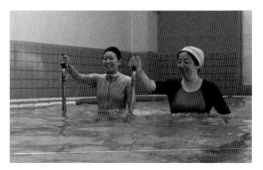

写真7-4　水中ポールウォーキング（ポールを高く上げて歩く）
腕も使うので、たくさんの脳細胞が活性化する。

先端部分が後ろに残ってしまう。そこで、グリップ部分を高く上げて前方へ運ぶ。そうすることで、上肢全体の筋肉が活動するようになって、陸上でのノルディック・ウォークと同じように、全身運動となる（写真7-4）。

9．水中ポール・ウォーキングは脳を刺激する

　脳の血流量が増加したから、それだけで脳が活性化したという確証はない。加えて、左右の脳の中央部で測定された血流速度の増加だけで、脳の健康を保持する（認知症を予防する）上で、水中歩行が有効であるとは必ずしも断

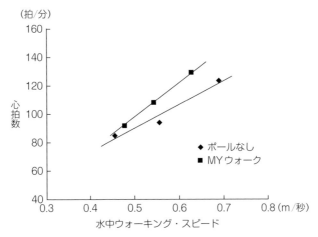

図7-10 水中運動の心拍数比較（未発表資料）
同じスピードなら、ポールを持って歩いた方が、心拍数が増える。

言できないだろう。言い換えれば、ウォーキングを実践することによって脳の活性化が中央大脳動脈平均血流量を増加させたとしても、なぜ陸上に比べ水中ウォーキングが、脳をよりたくさん活性化させるのか説明するのは難しい。脳の中の血流量増加をもたらす主な要因は、一回拍出量の増大、血中二酸化炭素分圧の上昇があげられる。例えば水中と陸上でステッピング動作を行ったとき、同じ酸素消費量の運動強度であれば、水中運動の方が中央大脳動脈平均血流量の増加率、一回拍出量、血中二酸化炭素分圧が高いと報告されている。

　実際、私が同じスピードで水中ウォーキングと陸上ウォーキングをしたときの心拍数を測ってみると、ポールを持った方が持たないときに比べ心拍数が高い（図7-10）。

　先に紹介した研究では、水中ウォーキングでは運動開始4分後には脳の血流速度はピークに達し、その後運動強度が高まっても同じレベルに止まっている（図7-9）。つまり、脳の活性化を促す別の要因を考慮すべきである。

　その1つ目として、ウォーキングであれば、脳の前頭葉にある運動野のはたらきには、陸上も水中も動作パターンは類似している。しかし、水中ウォー

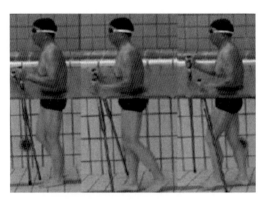

写真7-5　歩行困難者むけ水中ポール・ウォーキング
一歩一歩、上肢を使って歩く。また、水の抵抗を皮膚で感じる。

キングでは足の運びの際に水の抵抗に抗して動かす、浮力によって受ける力に対応してからだのバランスを取るなど、陸上での重力に抗してのウォーキングと違って、前頭葉の運動野の別の細胞が加わって活性化される。

　その2つ目として、水中ウォーキングの方が感覚受容器からのフィードバックが、多様にわたるといえる。一歩ごとに、水中ウォーキングでは水を押すので水に没した部分の皮膚はいろいろな圧力を受ける、また動いて波が立つ音が聞こえる、などの刺激が脳へもたらされる。これらが脳の頭頂葉にある感覚野の細胞を刺激し活性化させる（写真7-5）。

　また、運動強度が高くなくても脳血流量が増加するという事実から、弱い水中運動をくり返し遂行するのは、脳の血管壁へ適当な刺激を与え、脳血管の健康を保持するための運動手段としては有効といえるだろう。さらに、飛躍して推察すれば、先に述べたように、ポール・ウォーキングは持たないウォーキングに比べ、同じスピードでも上肢を使う分だけ脳の血流量が増加するだろう（図7-11）。このように、水中ポール・ウォーキングは、水中であるため血液循環が効率的になり脳血流量が増えるのに加え、手を使うことと水の抵抗によって感覚刺激が増えるという相乗効果が期待される。この点は、今後生理・生化学的に実証されるべき課題だと思う（写真7-6）。

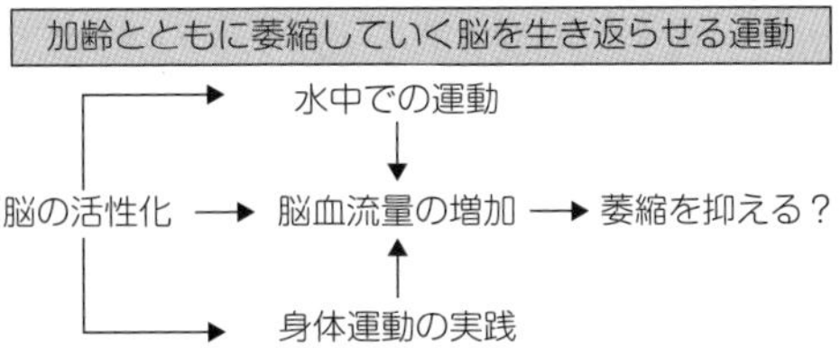

```
加齢とともに萎縮していく脳を生き返らせる運動
                    ┌──→ 水中での運動 ──┐
                    │                    ↓
        脳の活性化 ──┼──→ 脳血流量の増加 ──→ 萎縮を抑える？
                    │                    ↑
                    └──→ 身体運動の実践 ──┘
```

図7-11　脳の活性化

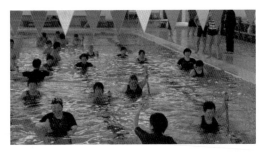

写真7-6　水中ポール・ウォーキングの講習（山形県鶴岡市）
たくさんの人たちが水中ポール・ウォーキングをはじめるようになった。

♠コラム：水中ポール・ウォーキング用ポール

　水中ポール・ウォーキング用ポールは（株）キザキだけが製造している。水中でグリップ部分が浮くように上部がやや太くなっていて、重量は1本で700ｇ長さ100cm、重量720ｇ長さ110cm、重量740ｇ長さ120cmの3種類がある。長さを調節することはできず、プールの深さと自分の身長に合わせて選択して使う。原則として、個人が所有することはないので、プールに備えられているポールを使う（**写真7-7**）（1組本体価22,000円）。

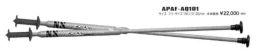

写真7-7　水中ポール・ウォーキング用ポール

脳が生み出すこころの病は先進諸国で増加しており、経済的損失が大きいため、原因や予防についてのさまざまな調査・研究が、北米、ヨーロッパで行われてきた。これらのうち、脳の健康保持に運動実践が有効であるという報告が多い。例えば、たくさんの人たちを調査した結果によれば、身体活動をほとんどしない人は"うつ症状"と関係するという次のような報告がある。

※ 3,403名のフィンランド人（25〜64歳）を調べた結果、1週間に2〜3日運動することは、"うつ病"に罹る危険度を低くする

※ 追跡調査をした結果、身体活動レベルの低い人たちは、"うつ病"に罹りやすい

※ ハーバード大学卒業生10,201名（23〜27歳）を対象として、1週間に3時間以上運動する人は、1時間未満の人に比べ、"うつ病"と診断される割合が27％少ない

3. "うつ症状"は、運動量が増えれば軽減する

しかし、実際どのくらいの運動を実践すれば効果があるのかは、はっきりしていない。そこで、教育レベルがやや高い中産階級のアメリカの男性9,580名（20〜87歳）を対象にした、"うつ症状"を訴える人と日常実践する運動量との関係を、横断的に調べた研究結果が、アメリカ・スポーツ医学会誌に報告された。習慣的にみて1週間に運動する量によって、対象者を次の4つに分けている。

①ほとんど運動しない群（0メッツ×分）
②運動が少ない群（1〜499メッツ×分）
③運動する群（500〜999メッツ×分）
④よく運動する群（1,000メッツ×分以上）

（注：メッツは安静にしているときに比べ、運動中の酸素消費量が何倍となるかという運動強度の単位、分は時間の単位）

それによると、③群と④群に相当する1週間に500（メッツ×分）以上の

表8-1　脳の健康を守るのに運動するのが有効

アメリカの中産階級の男性（9,580名）	
ほとんど運動しない群（0メッツ・分）	1.00
運動が少ない群（1〜499メッツ・分）	0.78
運動する群（500〜999メッツ・分）	0.47
よく運動する群（1,000メッツ・分以上）	0.47

（右端の数字：うつ症状を訴える人の確率）
（Sieverdesら、2012）

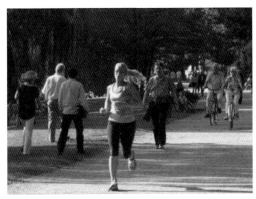

写真8-2　外国人が運動する
先進諸国の人たちは、ウォーキング、ランニング、サイクリングなどよく運動する。

運動量であれば、"うつ症状"になる確率が格段と低くなるという結果だった。500メッツ×分という値は、ウォーキングのような中程度の運動を、1週間に150分間実践するのに相当する。1日に30分間、週5日ウォーキングを実践すれば、"こころを病む"確率が一段と低くなるという（表8-1）。

　この調査報告は、自己申告であるため正確性に欠けているという欠陥があるが、対象者の教育水準が高いこと、人数が多いことなどから、ある程度信頼できる報告と思われる。

　そして報告者たちは、次のように要約している。身体活動は、血中のセロトニン（生体リズムや体温調節にかかわる物質）やノルエピネプリン（血圧や血糖を上げるホルモン）濃度を上昇させるとともに、神経系の構造と機能に多くの変化をもたらすので、身体活動の実施は"うつ症状"の兆候を軽減

することができる。加えて、この程度の身体活動実践は、循環系機能や代謝系機能を活性化させるというメリットもある（**写真8-2**）。

厚生労働省は「うつ病と自殺の社会的損失は年間2兆7千億円に上る」と発表しているが、はたらき盛りの人たちに運動をすすめることで、損失金額の2割でも3割でも節減できるとしたら、やりがいがあるといえる。その際、「運動する時間がないという人は、やがて病気のため時間を失うことになる」という、有名な長寿研究者のLeaf博士の言葉を肝に銘ずべきである。

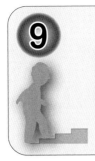

⑨ ウォーキングは、がんの進行を抑えられるのか？

1. "がん"と向き合う

　"がん"は遺伝子の病気で、放射能や細菌、ウィルスなどの発がん物質によって、長い年月の間に、遺伝子が傷ついて、突然変異が起こり"がん"を発生させる。つまり、男性では、50歳代から"がん"患者の数は少しずつ上昇し、60歳を超えると急速に増加していく。男性の80歳代では、50歳代に比べて約10倍も"がん"が発生するといわれている。男性に比べて女性の"がん"患者の割合の上昇はゆるやかだが、70歳を過ぎると急激な上昇を示していると指摘されている。

　2018年9月に亡くなった女優の樹木希林さんは、13年前に乳がんが見つかり、その後13カ所も"がん"の転移があって、"死"というものを意識せざるを得ない状態になったという。治療中ピンポイントの放射線治療で大きな"がん"は消え、女優として活躍してきた。そんな樹木さんは雑誌で次のように述べている。「……山を歩いたりしています。無理をして元気そうに見せているわけではなく、これが自然体なのです。そこには、医学による治療だけではなく、多分に心の状態が影響していると思います。体調の基本となる血液のめぐりや栄養の吸収などは、私自身がもともと持っている心の問題と、医療でつぎはぎしたりして悪いところを取ったりする技術とが融合していかないと、本当の元気は手に入らないのかもしれません。」

　死に至るかもしれない病気に罹ったという経験のない私には、はっきりいうことはできないが、樹木さんのように"がん"に向き合えれば、死にいた

る病気を抱えていても、日常生活は大きく変わってくるものだと納得できる。

2．医療費上昇に加担した私

　医療費増加の抑制には、支払う本人および面倒みる人たちによる身近な観点からの見直しが必要ではないだろうか。
　"がん"に対しては、早期発見、早期治療が最善の対処法といわれる。"がん"があるかもしれないか、を調べる血液中の物質（腫瘍マーカーと呼ばれる）の濃度の検査を、私は毎年受けてきた。そのうち PSA という前立腺腫瘍マーカーについては、60〜70歳までは、基準値以下だった。しかし、その後は74歳で 4.18 ng/mL、76歳で 5.59 ng/mL、78歳で 5.09 ng/mL と、基準値を超えてしまった。
　それぞれの年齢のとき、前立腺の細胞を抜き取って、がん細胞の有無を調べる生検を受けた。その結果、74歳、76歳では見つからなかったが、78歳では進行性のがん細胞があることが確認されたと告知された。
　75歳以上の人では、"がん"の進行は遅いし、他の疾患で死亡することもあるから、基本的には手術はせず他の治療法を採用すると、担当教授からいわれた。しかし、私は手術を受けることを強く希望した。「内視鏡下手術用ロボット（da Vinci S）支援下根治的摘除術」という、高度な医療機器と技術を要する手術である。手術日までの約3カ月間に、骨や他の臓器に"がん"が転移していないかどうかの検査を受け、さらに長時間頭部を下にした姿勢で手術をするので、眼に異常がないかについても眼科医に診てもらった。幸いにも、全身麻酔下の8時間に及ぶ手術によって、きれいに前立腺は摘出された。

3．"がん"の手術費用

　「後期高齢者医療広域連合」からの「医療費等通知書」が送られてきた。そこには、2014年7月から2015年6月までの私の医療費総額は、209万2,700円と記されていた。私が支払う「後期高齢者医療保険料」は、年額57万円

（2015年）である。がん摘出手術で国が負担する医療費に、差額約150万円分増加をもたらしたことになる。今後とも保険料を57万円ずつ納入し続け、2015年7月以降の医療費を年27万円以下に抑えれば、向こう5年間で返却可能と計算できる。

　後期高齢者の窓口負担は3割である。私はがん摘出手術によって、保険料とは別に家計へ79万6,000円という余分な負担をかけた。支払いができたので、困窮な生活に陥ることはなかったが、向こう5年間、父の患った心筋梗塞の発作、母の罹った脳梗塞とその後遺症（半身まひ）、他の臓器でのがん細胞の発生、いつ起こるかは予想できないのが現実である。

　からだの異常が重症化し治療を受けるとなると、高額の医療費負担を余儀なくされる。私のような高齢者の将来は、収入が減ることはあっても、増えることはない。つまり、重症化して治療を受ける度に困窮していき、いわゆる"下流老人"となるだろう。現在、治療費の詳細は、窓口で知らせてくれる。また、年間の医療費一覧も送られてくる。

　さて、前記した医療費を年額27万円以下に抑えるという見込みは、もろくも崩れてしまった。2017年7月から2018年6月までの医療費総額は40万円になったという通知を受け取った。主には歯科の治療費である。私が支払う毎年納める保険料よりは少ないが、"がん"手術で国に負わせた借りを返す予定が狂ってしまったわけである。

　これら医療費総額、自己負担分を勘定に入れて、自分の貯蓄と収入と照らし合わせることによって、わが国の医療費高騰についての理解が具体的に深まるのではないだろうか。ただし、高額な医療費を必要とする高齢者の中には、自分で判断できない人もいるだろう。だとすれば、面倒をみる人たちが、補助してあげるべきである。

　「政府は、薬剤費の高騰を抑えることが医療費抑制の大きなカギを握るとして、今年度中に高額薬剤を使える患者の基準を定めた指針を作成し、安易な使用を防ぐ方針だ」といっている。しかし、上記した例のように、個人レベルでの医療費の変動を把握して、少しでもよいから節約していくことが、国の負担する医療費総額を抑制する基本的方策の1つではないかと思う。

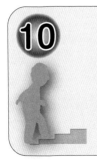 多様に実施されている ウォーキングと問題点

1. ウォーキング習慣の習得

　ウォーキングといっても、その実態は目的、方法など実にさまざまである。そこで、いくつかに分類して、その実態と解決されるべき問題点を次に指摘する。

　現在、地方自治体が主催して、成人向けのウォーキング教室がたくさん開催されている。その目的は、住民たちの運動不足解消と健康・体力の増進である。他方、子どもに対しては"歩育"、"はだし幼稚園"など、一部でウォーキングの指導が行われているに過ぎない。求められる対応策として、子ども、特に学童期でのウォーキング指導のあり方、進め方が確立されるべきである。

> ♠コラム：子どもへのウォーキング教育の義務化
>
> 　ウォーキング・クラブやウォーキング大会参加者が減少している現状に対しての根本的対応策としては、歩くことに興味を持ち、よく歩ける子どもの数を増やすことである。加えて、次世代を担う子どもたちが、元気に歩けるということは、少子高齢化を迎えたわが国では、国家として全力を上げて取り組むべき課題である。そのため、文部科学省は、"歩く教育"の義務化を図るべきである。その実現のためには、都道府県の教育委員会に依頼して、次の2つの指導を小学校で具体化することを提案したいと考える（写真10-1）。

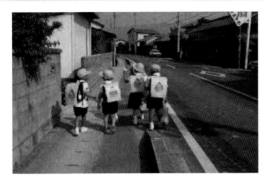
写真10-1　通学（学童にウォーキングを指導すべきである）

その1．望ましい歩き方の指導

　動作を習得しやすい年齢の上限である小学校3年生に、1学期間の体育科授業で毎時間10分間の"歩き方"を実習させる。目標は望ましい歩き方の習得で、具体的には、左右対称に真直ぐ歩く、歩幅を広くとる、かかとから着地する、つま先でしっかりける、足の運びに合わせて腕を振る、を身につけさせる。指導者は、日本ウオーキング協会、全日本ノルディック・ウォーク連盟公認指導員に依頼することが現実的である。

その2．ねばり強い歩き方の指導

　心血管系の機能と筋肉の持久性が大きく発達しはじめる小学校6年生に、10 kmを歩き通せる能力（ねばり強さ）を身につけさせる。1学期間の体育科授業で週1回を、長時間（30～40分間）歩き続ける運動に当てる。子どもたちのねばり強さの発達に寄与することが期待されるからである。生涯を通して歩こうという意欲を保持するために、近隣で行われる公認ウォーキング大会への参加をすすめ、10 kmの完歩賞を受け取るようにする。参加料は、傷害保険料ぐらいに抑えられればよいだろう（**写真10-2**）。

　子どもたちが習得した知力を生かせるのは、しっかり歩ける能力があってこそ実現できることを徹底させたいと思う。

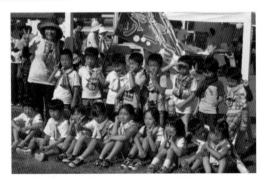

写真10-2　ウォーキング大会へ参加する子どもたち
（山形県遊佐町：鳥海ツーデーマーチ）

2．楽しみ方からみたウォーキング

1）散歩、トレッキング、クライミング

　歩道、標識、地図、手洗所などの整備が不十分である。求められる対応策として、人が歩きやすくなるように、居住および自然環境を整備することである。特に、クライミング（登山）は事故が多発していて、注意を払う必要がある。

2）スポーツ・クラブでのトレッドミル上での歩行

　トレッドミルの性能は改良され、目的に応じた使用方法も設置者が十分に把握しており、たくさんの人たちが実践している。求められる対応策として、設置者は需要に応じて設置数を増やすことである（**写真10-3**）。

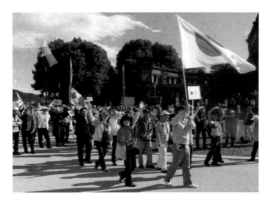

写真10-5　ドイツ・フラッグパレード

押印してもらう日本とは、ちょっと違った方式である。私は時々強い雨と風の吹く中、ライン川を渡って対岸の丘陵地帯の森の中を歩き、再び橋を渡ってライン川沿いの菩提樹の並木道をフィニッシュまで歩いた（**写真10-6**）。

　3日目は、中層のビルが立ち並ぶ旧市街地を通り抜け、モーゼル川を渡って下流に向かって歩き、別の橋を渡って市街地に戻り、ライン川にかかる空中ケーブルに乗って高く聳え立つ古城まで行った。城址は芝生が広がる公園となっている（**写真10-7**）。そこから、城壁にそって急坂を一列になって下り、川岸から渡し船に乗って元に戻った。ちょうど昼時で、ソーセージをつまみにビールを飲み、一休みしてからフィニッシュした。

　4日目は、6kmのウォーキング・ルートを歩くことにし、途中でちょっと寄り道をして泳ぐことにした。プールは屋外の50mで、当然暖房もなく、20度ぐらいの冷たい水で泳いだ。規定のもっとも短い3往復300mを泳ぎ、震えあがって止めることにした。

　5日目は、晴天となったので再び水泳に挑戦。前半は古い街の中を歩き、渡し船でライン川を渡って5kmほど歩きプールへ着いた。土曜日で晴天とあって、日光浴をかねてたくさんの一般市民がいた。欧州の人たちは、大人も子どもも、水温の低い水中を平気で泳いでいるのには驚いた。今日こそはと5往復500mを泳ぎ、ようやく満足した。

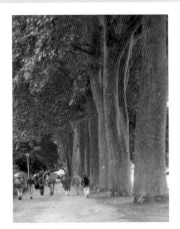

写真10-6　菩提樹の並木道（ドイツ）

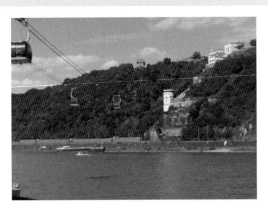

写真10-7　ライン川（ドイツ）

　17時から閉会式。2年に1回開催されるIVVオリンピアードに5回、10回、15回参加した人が表彰されることになって、6名が30年間休むことなく15回の参加が認められて表彰された。みなさん70歳以下のようだったから、実に40歳ころから続けたはずであり、驚異というしかない。残念であったが、私は5回と10回参加の認定証をもらった。60歳からはじめて、80歳までよくも歩いたものだと感慨無量だった（図10-1）。

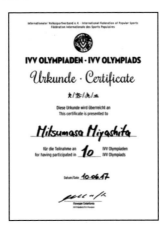

図10-1　IVVオリンピアード：10回参加の認定証

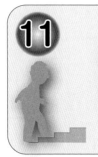

11 魅力あるウォーキング・ルートを設定する

"ワークライフバランス"、あるいは、"働き方改革"が叫ばれているが、具体的方策は提示されていない。はたらき盛りの人たちが、ある時間仕事から解放されて、からだを動かすことは"うつ症状"に陥ることを防ぐ最良の方策である。そのために、行ってみたくなる魅力あるウォーキング・ルートが整備されるよう立案、実現を図るべきである。

この実現のため、経済産業省、国土交通省からの補助を受けて、各自治体と日本ウオーキング協会、全日本ノルディック・ウォーク連盟とが協力することが必要である。多くの人たちの参加を容易にするために、テーマの種類ごとに、ウォーキング・ルート、交通手段、宿泊所などが一覧できるウェブサイトを公開することが望まれる。

距離は、仕事からの解放感が十分味わえるという効果が生じるように、2泊3日から4泊5日程度の日数を要するルートを設定する。そのためには、ルートの途中で安価な宿泊施設の設置が望まれる。これには、各自治体が廃校や古民家を改良し、活用するのがよい。また、交通手段の手配も必要だから、旅行業社の協力が欠かせない。

1．旧街道を歩く

すでに長い旧街道をたどるイベント（旧東海道、奥の細道など）が行われてきたが、それらを全国の旧街道に拡充し、歩ける道の整備を進める。例えば「奥の細道鳥海ツーデーマーチ」（9月山形県）が毎年開催されている。

2．自然を満喫するロング・トレイル

　中高年齢者の事故が多い高所登山ではなく、すでに整備されている信越トレイルなど全国各地にある、中程度の高度の山道をたどるロング・トレイルを参考に、各地に新設する。

3．信仰心を呼び覚ます修行の道

　四国八十八カ寺巡り、西国三十三観音巡礼、坂東三十四観音霊場巡りは、多くの人びとが歩いている（写真11-1）。しかし、はたらき盛りの人が、一気に歩き通すのには長すぎて困難である。これらのいくつかを選択して、3～5個のルートに分類し、指定するのがよい。

　現在、6カ寺を巡る「道後温泉湯けむり遍路道ツーデーウォーク」（11月、愛媛県）が開催されている。熊野古道もたくさんの人が歩きたくなるところである（写真11-2）。

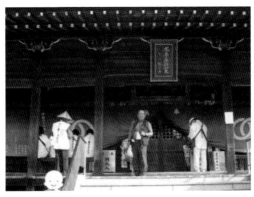

写真11-1　日本人が昔から好む神社仏閣巡り（四国八十八カ寺遍路道）

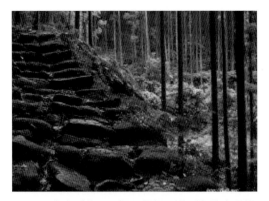

写真11-2　日本人が昔から好む信仰の道（和歌山県熊野古道）

♠コラム：里山あるきと修験の道歩き

　20年ぐらい前、山間にある温泉場を起点として農道や登山道を周回する「里山あるき」を楽しもうと呼びかけた。人が住む気配が感じられ、しかも自然に触れあえることができ、歩き終わったら温泉でゆっくりくつろげるウォーキング・イベントである。当初は、全国5カ所の温泉場で行われた。しかし、その後いろいろな事情があったからか、ほとんど止めてしまった。その中で、山形県鶴岡市では、毎年続け、そして、2017年9月16日、第20回「みんなで歩こう！里山あるき2017」という節目となる大会が開催された。

　地元の人に加え県外から、過去最多となる500名近い人が参加した。江戸時代に幕府の天領として造り酒屋が軒を並べていたという町「大山」を中心として、熊が棲むという高館山自然休養林、野鳥観察ができるラムサール条約登録地の上池・下池を20km、8km、5kmに分かれて歩く。

　これまでは鶴岡の「里山あるき」は1日で終わっていた。しかし、せっかく遠くから参加してくれるウォーカーたちに、別の道も歩いてもらおうと「修験のみち」ウォークが2日目に設定されていた。月山、湯殿山を含めた出羽三山の1つ「羽黒山」の麓が起点となる。

　大型台風が日本を縦断するという17日は、朝のうちは日がさし、東から

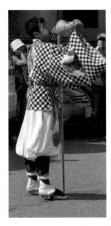

写真11-3　ウォーキング大会
（山形県羽黒山修験のみち）
山伏のほら貝を合図にスタート。

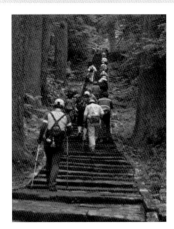

写真11-4　日本人が昔から好む信仰の道
（山形県羽黒山の修験のみち）

の涼しい風が吹くウォーキング日和だった。山伏の"ほら貝"を合図に、スタートした（写真11-3）。宿坊が並ぶ街道を15分ほど歩いて山門をくぐる。やや下りの石畳みを歩くと、杉林の中の国宝の五重塔が見えてくる。そこから、見上げるような杉の大木が並ぶ、2,446段の石段をゆっくりゆっくり登った（写真11-4）。ウォーカーたちも最初は勢いよく登っていたが、息が切れてしまい途中で立ち止まる人が見られた。私も登り切れるか心配だったが、水分補給で途中1回休んだだけで登り切ることができた。羽黒神社を参拝後、名物"玉こんにゃく"が振る舞われ、そこから8kmと20kmとに分かれて歩き出した。

4．神社を詣でる道

　江戸時代から続いている伊勢神宮、日光東照宮、出雲大社などを詣でる歩くルートを整備する。現在、出雲大社を訪れる「神々のふるさと出雲の国ツーデーウォーク」（5月島根県）が行われている。

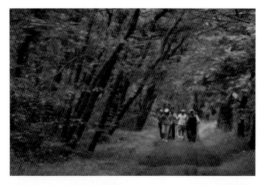

写真11-5 浜辺の松林の中を歩く（山形県湯野浜）

5．海浜の松林をめぐる道

　日本は、四面海に囲まれ、その多くは防風林、防砂林で守られている。海を見ながら松林の中を歩くのは、日本の道でしか味わえない（**写真11-5**）。すでに日本海沿いの庄内浜を歩くイベント「国際ノルディック・ウォーク in 湯野浜」（6月山形県）が、また「ビーチノルディック・ウォーク大阪大会」（10月、大阪府）で開催されているので参考になるだろう。

6．温泉地めぐり

　日本にはたくさんの温泉地がある。これらの多くは山間にあるから、数カ所を選びそれらをつなぐ歩く道を整備する。「瑠璃色ロマン神秘田沢湖ツーデーマーチ」（9月、秋田県）では乳頭温泉郷近くへ行くが、そこには7軒の宿を結ぶ歩道が整備されている（**写真11-6**）。
　その他、「いぶすき菜の花マーチ」（1月、鹿児島県）、「花へんろ足摺温泉ジョン万次郎ウォーク」（2月、高知県）「北海道ツーデーマーチ」（9月、北海道・洞爺湖）（**写真11-7**）など、温泉地を中心とした大会が開かれている。

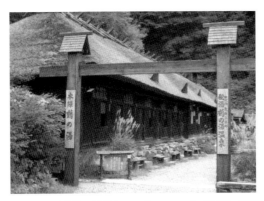

写真11-6　瑠璃色ロマン神秘田沢湖ツーデーマーチ（9月）（秋田県乳頭温泉郷）

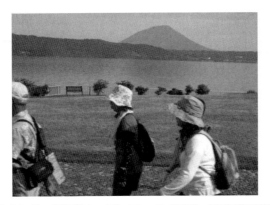

写真11-7　北海道ツーデーマーチ（9月）（北海道洞爺湖）

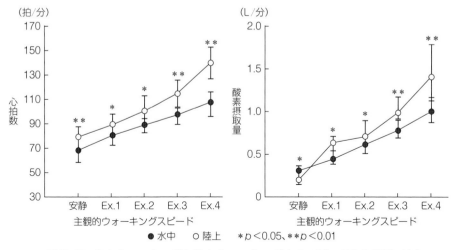

図7-5 水中ウォーキングと陸上ウォーキング中のスピードと心拍数（左）と酸素摂取量（右）（Yuら、1994）Exは本文参照。

9名の女性を対象として、水中ウォーキングと陸上ウォーキング中の酸素摂取量と心拍数の変化を比較検討した報告がある。テスト前に、トレッドミル上およびスイムミル（流れるプール）内で、4分間歩き続けられる範囲で、それぞれ4つのスピードを主観的に選んだ（Ex1：楽である、2：ややきつい、3：きつい、4：かなりきつい）。

陸上ウォーキングのスピードは、60～120 m/分であった。スイムミルの水温は26～28度で、水深は水面がそれぞれの人の腰の部分（第2腰椎）になるように調節し、水流（水中ウォーキングのスピード）は30～60 m/分であった。

その結果、陸上、水中ともスピードが（Ex1から4にかけて）増大するにつれて、心拍数、酸素摂取量は増加したが、同じ主観的運動強度では陸上でのウォーキングの方が、水中よりも心拍数、酸素摂取量が高かった（図7-5）。このように、本人が選んだ運動の強さ（スピード）で比較すると、水中ウォーキングは陸上ウォーキングに比べ、生理学的運動強度が低い傾向だった。

水中ウォーキングは、速く歩けば運動の強さが増すので、心拍数を測定し

7 浅いプールの中で歩く：水中ウォーキング

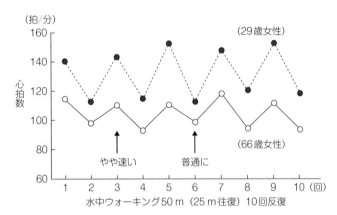

図7-6 水中ウォーキングのインターバル（福崎と宮下, 2000）
水中ウォーキング中の心拍数は、やや速く歩けば高くなり、ゆっくり歩くと低くなる。また、若い人では高くなり、高齢なると低い。

運動の強度をモニターすることがすすめられる。実際には、やや速く50mを歩き、少し疲れるので次の50mをゆっくり歩く。これを5回反復する。やや速く歩くときの心拍数は、高齢者では120拍/分程度、若い人では140拍/分程度となる（図7-6）。このように50m×10回の水中ウォーキングを反復すれば、合計500m歩いたことになり20分間ぐらいかかる。そこで、10分間ほど休んでもう1度10回歩けば、1日の運動としては十分であろう。

4．水中ウォーキングの運動強度

アメリカでは、これまで深いプールでベストをつけてのランニングが一般的だったが、最近では水深の浅いプールでのウォーキングが盛んになった。浅いというのは、腰から胸の高さまで水がくる程度である。この水中ウォーキングがどれくらいの運動強度になるのか、アメリカの研究者たちが調べた。

平均年齢が66.7歳の高齢の女性11名と21.3歳の若い女性11名を対象とし、まず40分間安静にした後、8分間安静時のエネルギー（酸素）消費量を測定した。運動強度の異なるウォーキングを実施し、その間の酸素摂取量と心拍数を測定した。運動の強さは次の5種類である。

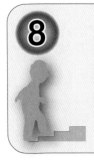

8 複雑化した社会に適応できない

1. 脳の健康を良好に保つ

　筋肉のはたらきの代替物の普及による機械化・省力化がもたらすからだの不調（生活習慣病の発症）については、多くの研究によって、運動不足が主な原因ということが明らかにされてきた。例えば、運動不足はからだにどんな不具合な症状をもたらすのか、どの程度の運動実践が不具合な症状を改善させるのか、などがわかってきたのである。

　一方、脳のはたらきは複雑で、個人差が大きい。脳のはたらきの代替物であるIT（情報通信技術）やAI（人工知能）が発達した現代の生活や職場環境によって起こる脳への影響を、はっきりと証明することはまだできていない。先に紹介したように、頭部が動かない状態であれば脳の血流量を測定することが可能となり、その場での足踏みやトレッドミル上でのウォーキングは、脳の血流量を増加させるという研究報告がされるようになった。このような研究成果と疫学的調査の結果から、ウォーキングは認知症の発症を遅らせる、あるいは、進行を抑えると推測できる。しかし、脳が生み出すこころの状態については、精神科の医師や臨床心理士による問診とか意識調査といった手段でしか把握できない。そのため、一般的には次のようないわれ方がなされたりする。「日常生活で生じるちょっとした"うっとうしさ"を解消させるために、散歩が役立つ。」「仕事関係や人間関係などがもたらす深刻な"うっとうしさ"（うつ病）は、旅行へ出かけるのがよいだろう。」

　だから、古くから残る四国の遍路道や熊野古道などの信仰の道を"歩く"

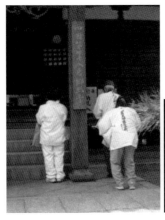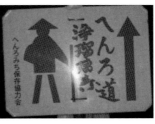

写真8-1　遍路道（愛媛県松山市）
信仰の道を歩けば気持ちが変わる。

とか、直接自然に触れられる野山や海辺を"歩く"は、"うつ病"の治療の手段の1つとして推奨されている（写真8-1）。

2．"うつ症状"は、運動と関係がある

　よくいわれるように、力を発揮する筋肉の代替物の普及が、生活や労働における省力化をまねき運動不足をもたらした。また機械化とは別に、現代の社会制度や人間関係は複雑になった。加えて、先に述べたように、情報通信技術や人工知能といった脳の代替物の普及によって、生活様式が大きく変わり、"うつ病"など、"脳のはたらきに変調"をきたす人びとが増加するようになったのである。

　「心を病む公立学校の教諭が全国的に増えている問題で、文部科学省が本格的な対策に乗り出した。」という記事が掲載された（朝日新聞：2012/2/14夕刊）。脳のはたらきに不具合が生じる学校の先生の割合が、無視できないほど増加して「大学で学び、現場で経験を積んだ教員が休んでしまう損失は大きい」と指摘されている。この問題は、なにも学校の先生ばかりではなく、一般企業の従業員の間でもみられる現象だろう。

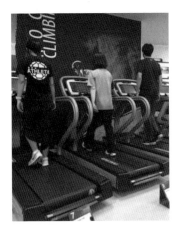

写真10-3　室内でのウォーキングトレッドミル

3．集団を主とするウォーキング

1）ウォーキング大会、テーマ別ウォーキング・リーグ

　数十名から数万人規模の大会が各地で開催されているが、経年的に隆盛と衰退をくり返しているのが現状である。求められる対応策として、参加者の歩く目的意識を明確にして、継続させる方法を提言することである（**写真10-4**）。

2）ウォーキング・クラブの活動

　多くのウォーキング・クラブは創設されて20年以上が経過し、クラブ構成員の高齢化が進み解散せざるを得ない状況にある。求められる対応策として、既存のクラブでは若年者の加入の促進を図り、他方で新規のクラブの立ち上げを支援することである。

3）国際ウォーキング大会

　国際マーチングリーグ・ウォーキング協会（IML）は30年、国際市民スポーツ連盟（IVV）は、50年という歴史を重ねIML大会、IVV-オリンピアー

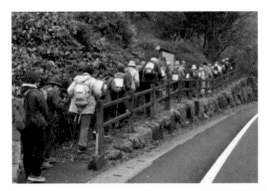

写真10-4　ウォーキング大会（愛媛県久万高原の道）
ウォーカーの友情を育む。

ド、アジアンピアードは、充実しつつある。求められる対応策としては、欧米での大会への日本人の参加者が減少しているので増やすこと、またウォーキングに関心の薄い東南アジアの国々での普及を図ることである。

🔺コラム：ドイツ・コブレンツ市でのIVV-オリンピアード

　2017年、IVVオリンピアードの第15回大会が、ドイツのコブレン市で5日間開催された。国際市民スポーツ連盟（IVV）発祥の地ということもあって、ヨーロッパはもちろんアメリカ大陸、日本、韓国、中国などのアジアの国々からたくさんのウォーカーが参加した。

　初日は14時から17時まで、各国の代表者が集まり、再会を祝してワインとビールで乾杯。その後、それぞれの国旗の下に各国からの参加者がパレードし、ライン川とモーゼル川が合流するドイツのEck（三角形）と呼ばれる公園に集合した。日本からは約50名の人たちが参加した（**写真10-5**）。

　2日目は、5、10、20、30kmとマラソン42kmが、朝6時からスタートし、最終フィニッシュは18時と、参加距離にあわせて、それぞれに歩き出した。5kmは1箇所、10kmは2箇所、20kmは3箇所でそれぞれ通過の押印をしてもらい、フィニッシュすると完歩の印を押してもらえる。スタート時に

文献

Baudry S (2016) Aging Changes the Contribution of Spinal and Corticospinal Pathways to Control Balance. Exerc Sport Sci Rev, 44: 104-109.

Blamey A et al. (1995) Health promotion by encouraged use of stairs. BMJ, 311: 289-290.

Campbell JA et al. (2003) Metabolic and cardiovascular response to shallow water exercise in young and older women. Med Sci Sports Exerc, 35: 675-681.

福崎千穂, 宮下充正 (2000) 水中運動とリハビリテーション. 現代医療, 32 (6): 1397-1403.

Kamioka H et al. (2008) Effects of Long-Term Comprehensive Health Education on the Elderly in a Japanese Village: Unnan Cohort Study. Int. J. Sport Health Sci, 6: 60-65.

Himann JE et al. (1988) Age-related changes in speed of walking. Med Sci Sports Exerc, 20: 161-166.

Lexell J et al. (1988) What is the cause of the ageing atrophy? Total number, size and proportion of different fiber types studied in whole vastus lateralis muscle from 15- to 83-year-old men. J Neurol Sci, 84: 275-294.

宮下充正ほか編 (1986) 高齢者とスポーツ. 東京大学出版会.

宮下充正 (1992) あるく：ウォーキングのすすめ. 暮しの手帖社.

宮下充正 (2000) ウォーキング・レッスン：からだも心も若返る. 講談社.

宮下充正 (2004) 年齢に応じた運動のすすめ：わかりやすい身体運動の科学. 杏林書院.

宮下充正 (2006) ウォーキングブック：科学に基づいたウォーキング指導と実践. ブックハウス・エイチディ.

宮下充正 (2009) 競技志向と健康志向のスポーツ科学. 杏林書院.

宮下充正監修 (2013) Medical Walking：ウォーキング指導者必携. 南江堂.

宮下充正ほか (2016) 世界を歩こう：草の根の国際交流. 杏林書院.

宮下充正ほか (2016) 子どもをじょうぶに育てる：歩育のすすめ. 杏林書院.

永田和宏 (2008) タンパク質の一生：生命活動の舞台裏. p152, 岩波書店.

Ogoh S and Ainslie PN (2009) Regulatory mechanisms of cerebral blood flow during exercise: new concepts. Exerc Sport Sci Rev, 37: 123-129.

Parfitt R et al. (2017) Cerebral Blood Flow Responses to Aquatic Treadmill Exercise. Med Sci Sports Exerc, 49: 1305-1312.

Pedersen BK (2011) Muscles and their myokines. J Exp Biol, 214: 337-346.

Penfield W and Rasmussen T (1950) The Cerebral Cortex of Man: A Clinical Study of Localization of Function. Macmillan.

Rogers RL et al. (1990) After reaching retirement age physical activity sustains cerebral perfusion and cognition. J Am Geriatr Soc, 38: 123-128.

新食品成分表編集委員会 (2016) 新食品成分表 FOODS2017. 東京法令出版.

Sieverdes JC et al. (2012) Association between leisure time physical activity and depressive symptoms in men. Med Sci Sports Exerc, 44: 260-265.

Simoes HG et al. (2017) Longer Telomere Length in Elite Master Sprinters: Relationship to Performance and Body Composition. Int J Sports Med, 38: 1111-1116.

鈴木康弘ほか (1998) 日本人女性の歩行スピードと歩幅の標準値－50mウォークテストより. ウォーキング科学, 53-56.

Yaffe K et al. (2001) A prospective study of physical activity and cognitive decline in elderly women: women who walk. Arch Intern Med, 161: 1703-1708.

吉澤正尹 (1989) 加齢による歩容変化の筋電図学的研究. J J Sports Sci, 8: 134-141.

Yu E et al. (1994) Cardiorespiratory Responses to Walking in Water. Miyashita M et al., eds, Medicine and Science in Aquatic Sports. pp35-41, Karger.

おわりに

　人間は、ホモサピエンスの時代から、人という遺伝子を受け継ぎ20万年間生存してきた。遺伝子の受け継ぎは一代限りで、人それぞれは父母から遺伝子を受け継ぎ誕生してから、子どもに遺伝子を伝え、死に至る、という一生を終える。しかし、長い歴史の中で自分たちがもつ英知を積み重ね、築き上げてきた文化・文明は、遺伝子に拠ることなく人類の間で、時代を越えて受け継がれてきた。

　その結果、より快適な生活が送れるように、衣・食・住の改善がもたらされた。しかし、一方で限られた地球上に住む人間の数は増大し、食料不足に悩む人が増えた。さらに、長生きできようになって高齢者の割合が増加し、認知能力の低下が見られる人が増え続けている。同時に、複雑な仕組みでできている社会に住むようになり、適応できずに脳が生み出すこころに変調をきたす人が増えているのである。

　このように、脳のはたらきは、脳自身が生み出した文化・文明によって、結果として病むようになったといえる。本書の冒頭でも述べたように、人間の脳のはたらきがよくなったのは、手が自由に使える直立二足歩行がもたらしたという人がいた。確かかどうはわからない。しかし、人間は歩けない状態で誕生し、歩けるようになって一人前となってはたらき、やがて歩けなくなって死んでいく。このような、人の一生を考えてみれば、歩く能力を保持することが、もっとも大切なことのように思う。

　これまで述べてきたように、人間はもともと歩きたいのだが、疲れるのを嫌う。しかし、疲れたからといって歩くのを止めてしまえば、歩く能力は衰えていく。疲れたとき、もうちょっと歩くようにすれば歩く能力は保持・向上するのである（図12-1）。

　すでに、人生100年の時代である。医療費・介護費軽減のために歩くのではなく、命尽きるころ病気に罹り寝たきりになることは受け入れるとして、

おわりに　113

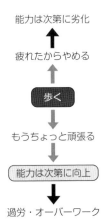

図12-1　歩くと疲れ・能力の関係

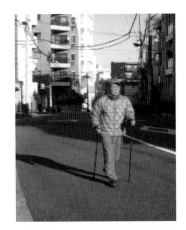

写真12-1　人生100年の時代
　　　（ノルディック・ウォーク）
いつまでも歩き続け、そして、これからの長い人生、健康に過ごそう！

　命ある限り歩ける喜びを楽しむために、歩き続けたいものである（写真12-1）。

　本書は日本市民スポーツ連盟創立25周年を記念して、発行するものである。末尾ながら、ご協力をいただいた日本市民スポーツ連盟川内基裕会長及び出版にご協力いただいた杏林書院太田康平社長に深謝します。
　2018年10月1日

　　　　　　　　　　　　　　　　　　　　　　　　　　　　宮下　充正

<著者略歴>

宮下 充正（みやした みつまさ）

1936年生まれ。東京大学大学院修了。教育学博士。東京家政学院大学、名古屋大学、東京大学、東洋英和女学院大学、放送大学で勤務の後、東京大学名誉教授、首都医校校長。その間、東京大学教育学部長、日本学術会議15, 16期会員、American College of Sports Medicine フェロー、International Society of Biomechanics 名誉会員などを務める。

教育・研究活動の他、（公財）日本水泳連盟理事・医科学委員長（現参与）、（公社）日本フィットネス協会会長（現顧問）、（一社）日本市民スポーツ連盟会長（現名誉会長）、（一社）日本ウオーキング協会元会長、（一社）全日本ノルディック・ウォーク連盟会長など、ボランティア活動に従事してきた。

ウォーキング関連の著書は、「あるく－ウォーキングのすすめ－」暮しの手帖社　1992、「ウォーキング・レッスン」講談社　2000、「ウォーキングブック」ブックハウス・エイチディ　2006、「100歳までウォーキング」（共著）（社）日本フィットネス協会　2010、「こころとからだの健康を求めて－日本を歩く」冨山房インターナショナル　2013、「Medical Walking」（監修）南江堂　2013、がある。

宮下充正名誉会長ウォーキング日記：http://ivv-jva.com/walkingdiary.html

2019年 1月10日　第1版第1刷発行

脳の働きをまもるウォーキングのすすめ
定価（本体1,500円＋税）　　　　　　　　　　　　検印省略

　　　　著　者　宮下　充正
　　　　発行者　太田　康平
　　　　発行所　株式会社　杏林書院
　　　　　　　　〒113-0034　東京都文京区湯島4-2-1
　　　　　　　　Tel　03-3811-4887（代）
　　　　　　　　Fax　03-3811-9148
© M.Miyashita　　　　　　　http://www.kyorin-shoin.co.jp

ISBN 978-4-7644-1594-2　C3047　　　三報社印刷／川島製本所
Printed in Japan
乱丁・落丁の場合はお取り替えいたします．

・本書の複製権・翻訳権・上映権・譲渡権・公衆送信権（送信可能化権を含む）は株式会社杏林書院が保有します．
・JCOPY ＜（一社）出版者著作権管理機構 委託出版物＞
　本書の無断複製は著作権法上での例外を除き禁じられています．複製される場合は，そのつど事前に，（一社）出版者著作権管理機構（電話 03-5244-5088，FAX 03-5244-5089，e-mail：info@jcopy.or.jp）の許諾を得てください．